LOCUS

LOCUS

LOCUS

LOCUS

mark

這個系列標記的是一些人、一些事件與活動。

mark 72 最後期末考

Final Exam: A Surgeon's Reflections on Mortality

作者：Pauline W. Chen（陳葆琳）

譯者：林義馨

責任編輯：楊郁慧 美術編輯：蔡怡欣

特約編輯：林慧雯 校對：呂佳眞

法律顧問：全理法律事務所董安丹律師

出版者：大塊文化出版股份有限公司 台北市105南京東路四段25號11樓

www.locuspublishing.com **讀者服務專線：0800-006689**

TEL：(02) 87123898 FAX：(02) 87123897

郵撥帳號：18955675 戶名：大塊文化出版股份有限公司

總經銷：大和書報圖書股份有限公司

地址：台北縣新莊市五工五路2號

TEL：(02) 89902588 (代表號) FAX：(02) 22901658

初版一刷：2008年12月

定價：新台幣 300元

Printed in Taiwan

Final Exam

最後期末考

Pauline W. Chen ⊙著
林義馨⊙譯

獻給父母親，爲了過去；
獻給Natalie與Isabelle，爲了將來；
獻給Woody，爲了此時此地。

說明

書中的敘述是真實故事。
其中出現的幾個人物，如艾莉卡（Erika）、西莉亞（Celia）、
蘇珊（Susan）、哈森（Hasan）、朵雲（Dorinne），
以及我的家族成員，同意我使用他們的眞名。

至於其他人物，我改動了姓名與若干特徵，以維護他們的隱私。

目錄

由生到死全程照顧的好醫生

賴其萬

本書英文書名“Final Exam”（直譯是「期末考」），一語雙關地影射「死亡的考驗」，副標題是「一位外科醫師對死亡的省思」。作者陳葆琳醫師（Dr. Pauline W. Chen）的專長是器官移植，這種開刀手術要趕在捐獻器官的病人一息尚存時，取出器官，結束其生命，而後將這本來會隨著病人過世而廢棄的器官，以精密的手術植入另外一位生命即將到達終點的病人，使他獲得新生。長年浸淫於這種「生」、「死」交集的不尋常經驗，陳醫師透過對他人感受的敏銳覺知與同理心，以細膩感性的文筆，生動地描繪出病人與家屬面臨病痛、死亡的經驗以及醫病之間的互動，使讀者有機會一窺醫者之心。

書中提到，醫學生問作者爲什麼每天夜以繼日爲病人服務而仍樂此不疲，她回答，「臨床訓練就像神職訓練；你所選擇的領域是一種召喚，而這種召喚要求你隔離塵世好幾年。」字裡行間讓人感受到做醫生雖然很辛苦，卻是一個充滿成就感的職業。書中她深入地探討死亡，她說過去自己總是不願面對病人臨終的最後時刻，後來才領悟到，「面對臨終病患，讓我們得以培養人道主義的胸懷；而逃避死亡，則讓我們喪失了一個學習如何『行醫』的絕佳機會。」這句話道盡了照顧病人的眞諦。她也藉著自己由醫學生、住院醫師到主治醫師的漫長習醫路上，點點滴滴的感人故事，強調學醫需要許多過來人的支持鼓勵，而這正是臨床醫學教育上常被忽略的地方。這本書對醫學生、醫生（學習者與指導者）以及病人與家屬，提供許多人生的智慧以及醫學教育的寶貴經驗。

二〇〇七年本書英文版上市不久，黃達夫院長與我就曾向一位台灣文化出版界的朋友鄭重推薦，希望能盡快取得中文版的版權，想不到我們慢了一步。但更令我意外的是，捷足先登的大塊文化因爲看過我在《健康世界》的專欄「醫林隨筆」，提到我與陳醫師邂逅的經驗，而邀我寫序，說來這本書與我也眞有一段因緣。

二〇〇七年十一月，我參加美國醫學院協會年會，有幸聆聽陳醫師的演講。她留著一頭長髮，修長的身材以及迷人的笑容，乍看之下，很難想像她是一位資深的肝臟移植外科醫師。她朗誦了本書第八章〈很遺憾必須通知你〉，其中提到她如何告訴一位得到肝癌的退休老警官，因爲他的年紀太大，以及切除肝癌的勝算不大，而不能爲他做肝臟移植的對話。透過她充滿感情的誠懇音調，使得坐在我身旁的幾位醫師不是淚眼盈眶，就是哽咽啜泣。演講結束後，全場掌聲久久不歇。會後她爲與會的聽眾贈書簽名，當她發現我的名牌上寫著來自台灣，她非常親切地告訴我她的父母來自台灣，並用台語告訴我她父母的名字。後來她在書上題贈了幾句話，並簽上她的英文名字，以及鮮爲人知的中文名字「陳葆琳」。事實上，這本書有些地方也可以覺察到陳醫師與台灣的因緣。她在書中談到自己在美國出生後，母親將她的出生時辰，寄給台灣的外祖母找人幫她算命；在書中談到死亡時，她還提到"wan ong kuei"（即台灣話的「冤枉鬼」），使人讀來倍感親切。

陳醫師有非常完美的學經歷，畢業於哈佛大學，而後進入西北大學芬伯格（Feinberg）醫學院，在耶魯大學外科住院醫師訓練期間，得到耶魯大學最佳住院醫師教學獎以及人文獎，而後到美國國家癌症醫院（National Cancer Institute）進修，最後到加州大學洛杉磯分校（UCLA）醫院任職，專攻肝臟移植，並且得到一九九九年UCLA最傑出醫師獎。她除了在醫學上以及教學上得過無數殊榮，也經常在報章雜誌發表文章，寫出有關現代醫療圍繞著死亡的感情衝擊，不久前，她在《紐約時報》發表了一篇感人肺腑的佳作〈病人的選擇〉（The Choices Patients Make），回憶一位病人在換肝手術成功後，卻選擇過「正常人的生活」，而停止服藥，最後導致器官拒斥、感染而死亡的故事。她語重心長地說，這個病人使她領悟到，醫療團隊與病人家屬，都應該用心了解每個病人對生命的看法，才能了解病人所做的選擇。

透過陳醫師的作品，我們格外感受到，她是一位經常在思考如何成爲「眞正以病人爲中心」的好醫師，而今天台灣的醫學教育與醫療界，正需要這種良醫來影響我們。同時透過這本書，也可以使社會大眾有機會認識醫生的學習與訓練過程所經歷的嚴苛考驗，而促成醫病雙方有更深入的理解與互動。我誠摯地向大家推薦這本好書。

（本文作者爲和信治癌中心醫院醫學教育講座教授）

譯序

陪他一段

林義馨

當住院醫師時，我失去一位病人，肝癌破裂合併多重器官衰竭的病患。其實她並不由我主治，只是在值班時協助照顧，主治醫師把病情交代得很清楚：不急救，留一口氣回家。

她是因爲獲得升遷，調單位前做例行體檢才發現異狀的。七公分大的腫瘤並未造成任何症狀，從肚皮上也看不出裡頭暗藏禍根，所以當醫生宣布她必須住院詳細檢查時，全家都愣住了。原本準備做完斷層後進行手術，卻在手術前三天肝癌破裂大出血，陷入休克。

經搶救後血壓在七、八十之間徘徊，但肝腎逐步衰竭，沒兩天就出現肚子鼓脹、黃疸、閉尿、呼吸急促等症狀。從肝癌破裂後她就陷入昏迷，連幼子的哭喚也引不出絲毫反應。

家人知道時日無多，即使給予最激烈的治療也只能暫時留住生命，喚不回她的神智。溝通後決定順其自然，祈求死神多施捨一點時間，好讓他們告別。先生整天陪在她身邊，連不該到醫院的小孩也破例讓他們進來探望，錄音帶鎮日播放佛經，家裡也已經挪好位置。第三天傍晚病人忽然大吐血，血壓量不到，只剩心臟還在不甘心地收縮著。留一口氣回家的時辰到了。

就在擔架抬到床邊時，她先生反悔了，「不回家，請醫生救到底。」「她早就沒有意識，腦死了。」「我知道。」「這麼迅速的出血，輸血打針也止不住。」「那就幫她開刀。」「她已經多重器官衰竭，一上麻醉就什麼都停了，現在至少還有一口氣可以撐到家。」「那就不要麻醉直接開。」「可是一旦肚子打開，破裂的肝癌可能再度出血，心臟反而停得更快。」「那就不要開刀，用最好的藥物。」「能用的我們都用了……」「可是我捨不得。」

「我們可以繼續救，」我這麼告訴他，「可是心臟按摩會壓斷肋骨，電擊也會造成皮膚灼傷，最後的結局還是一樣。你確定要這麼做嗎？」「我確定。」「她其實人已經死亡，只是因爲年輕，所以心臟還會抖動……」「這些我都了解，主治醫師早就說明過了，但是我如果放棄急救，會一輩子愧疚的。」

於是我們繼續急救，能用的都用了：強心針、心臟按摩、電擊，最後連心臟注射都嘗試過，但也只不過從死神手中搶到兩小時的時間。最後，她帶著破碎的身軀回家。

在行醫的過程中，我遇見過許多死亡。有的走得很愕然，有的走得很平靜，但大部分的病患就像這位婦女一樣，經過不少折磨後才離開人世。許多人在急救時還有神智，甚至已經表明放棄急救的末期病患，當病況轉壞時，只能任由家屬決定繼續治療，沒有法律支持的醫生不敢撒手，於是人生最後這段旅程走得痛苦不堪。

醫生以拯救生命爲職志，醫學院傳授的課程也以救命的知識技能爲主，病患與家屬更希望我們扮演上帝，搶回每一條性命，但是在醫療過程中仍不免有患者死去。對於這些留不住的生命，我們只能在盡力之後放手。這個原則讓我們拚命搶救沒有希望的病患，直到最後一刻。

然而，在與死神拔河的過程當中，卻讓我體會到，許多人重視的並不在於活了多長，而是死而無憾。

前陣子我有一位病患去世。他已經罹癌多年，原本狀況尚稱穩定，但在嚴冬之際病情急遽惡化，檢查之後才發現，癌細胞已經轉移到全身。雖然家屬知道時日已近，卻不忍心告訴他眞相，也希望我們配合隱瞞病情。「他還有什麼心願未了嗎？」「沒有。」家人斬釘截鐵告訴我，「所以不想讓在他過世前陷入絕望。」不過衡量狀況之後，我還是婉轉向病人說了實話，並安排他返家安寧。患者花了一整天的時間交代後事，事情之多讓家屬驚訝不已。他接著用僅存的體力與親朋好友告別，然後在家中安詳離去。

這種辭世方式，是許多人期望的，但放棄治療的時間點爲何，卻很難拿捏。醫學進步讓許多絕症病人多存活幾年，可是卻無法讓人跳脫死亡。死者不會感受到痛苦，受苦的是死亡的過程，與陪伴在身邊的人。對那些神智清醒的患者來講，看著自己的身體逐步敗壞衰竭，是種駭人的經驗，有時候造成的痛苦遠大於疾病本身，而心願未了的遺憾，也讓他們走得不甘心。對家屬而言，不論患者清醒與否，看著所愛的人一步步遠離，更是一種折磨。在這個離去的過程中，如果有人肯出手扶持，對家屬與病人都是極大的安慰。

在我當實習醫生時，住院醫師提醒我們，不要幫病人做不屬於醫療的事，因爲這會讓他們看輕你，把你當工友使喚。在住院醫師訓練時，也有不少醫師主張醫生就該擺出醫生的架式，才能獲得病患尊重。等到我自己獨當一面之後，病患表達的感激讓我逐漸明瞭，他們所冀望的，並不僅是驅逐病魔而已。

經過這麼多年我已經了解，當一個盡責的治療者，不僅應該與病患共同面對疾病，更應該重視這個「治療的過程」。醫生的一句話，有時勝過靈丹妙藥。就算你無法治癒疾病，仍有能力提供心理層面的支持。越是無望的患者越需要關心。如果我們能在治療的過程中付出更多的關懷，那麼受益的不僅是病患與家屬，也會讓自己成爲更具人道精神的醫師，而這不正是我們行醫的初衷嗎？

引言

電話那頭的艾莉卡，仍是我大學記憶中的清朗女高音。距離我們上次談話已經過了近二十年——這中間隔著兩個全套的住院醫師訓練、兩場婚禮以及四個小孩——這位大學室友重新跟我聯絡上，有一部分是拜網路的便捷通訊所賜。那天午後，我接到艾莉卡的電郵，簡短告知她父親剛剛過世。「**這讓我想重拾過去的關係，**」她這麼寫著。

艾莉卡的父親是臨床心理學家薛林格醫師，我記得他。我們讀醫學院時，有個下午艾莉卡雙親來訪，艾莉卡用薄弱的寢室音響播放湯米・多西（Tommy Dorsey）的唱片。薛林格醫師穿著藏青色開襟羊毛衫，老花眼鏡壓得低低的。只見他從我們的樹脂紅色沙發中起身，拉著艾莉卡的手，帶領她隨著旋律轉身。他那酷似希區考克（Hitchcock）的身影輕盈地舞動；在我看來，沒有誰的爸爸媽媽會像那樣跳舞。

電話中艾莉卡告訴我，去年她父親診斷出罹患轉移性胃癌。他試過幾輪化學治療，卻造成肺部纖維化——這種病變會使肺臟僵硬、失去彈性，並導致慢性窒息。雖然薛林格醫師臥病在床，連最輕微的動作都很吃力，他仍然對著艾莉卡八個月大的女兒輕聲哼唱。小女嬰隨著歌聲擺動身體；每句歌詞還沒唱完，血氧監視器便警鈴大作，但薛林格醫師置之不理，也不理會艾莉卡的勸說，仍然顫著音繼續哼唱。

當呼吸吃力得令薛林格醫師難以忍受時，他向女兒打手勢，這時候他只求讓自己舒服一點。儘管已經得知這個末期診斷，薛林格的醫生對這個時刻卻沒有任何準備。在生命的最後幾個小時，薛林格得向當醫生的女兒艾莉卡徵詢意見。他的醫生沒有一位到場，且是艾莉卡要求施打嗎啡；她知道這藥物會減輕父親的痛苦，卻也會抑制他呼吸。

艾莉卡的父親過世一個月，她憶起當時背負的責任，忍不住在電話那頭哭泣。「你知道最後這幾個月『死亡』被提過幾次？」她問。我猜不出來。任何受過一點醫學訓練的人都看得出，薛林格醫師是末期病患。

「一次，」她銀鈴般的聲音顫抖著。「有位醫師跟我們討論過一次。除此之外，其他人都只提到怎麼治療我父親。」艾莉卡停頓片刻然後開口問道：「爲什麼我們照顧瀕死病患時做得那麼差勁？」

二十年前我申請醫學院時，我相信自己即將拯救生命。就像想像中的英雄醫生那樣，我與死神對峙並將之逼退，看著成群我所拯救的病患充滿活力地回到我的辦公室，開心地笑著，熱烈地表達感謝之意。我沒料到的是，有多少死亡會成爲我工作的一部分。

在這個因擁有治癒能力而格外吸引人的職業中，鮮少有醫學生冀望將來能照顧末期病患。然而，在這個百分之九十的人口終將死於慢性疾病的現代社會，醫生已經成爲生命最終的監護者，被託付引導著末期病患及其家屬，走過通往終點的艱難路段；這種安慰與支持，是大多數病患與家屬十分期待的。對醫生而言，在生命終點所提供的關懷與照顧，便是本書書名的意涵——**最後期末考**。

遺憾的是，只有少數醫生通過考驗。

跟大多數的同事一樣，我進入醫學這一行時，對於該怎麼照顧末期病患，並沒有足夠的能力。在此之前，我幾乎不曾接觸過瀕死病患，而且就像很多醫生那樣，對死亡抱著根深柢固的反感。然而，將近十五年的醫學院課程與訓練期間，我一再地面對死亡。我從許多老師及同僚那邊學到，面對自己的瀕死病患時，必須將所有人類共有的情感抽離或壓抑住，好像這麼做會讓我成爲更好的醫生。最初在大體解剖實驗室接觸死亡時，我便學到「否定」與「抽離人性」的一課；而在日後繁雜的住院醫師訓練與執業期間，這種心態一再地加深強化。

在我學會並跟著仿效這些調適機轉的過程中，我發現自己不斷和擾人的矛盾念頭搏鬥，而這種不安的感受與日俱增；我無法鼓起勇氣打電話給即將死去的朋友，無法忘懷年輕病患飽受折磨的死亡過程，甚至被要求將大體的骨盆鋸成兩半時，也無法忘卻我與這具遺體的主人「同爲人類」的念頭。每當我接觸死亡，這些短暫但極具威力的時刻便再度鮮活起來，終於令我深入思考爲什麼自己的恐懼與被訓練養成的反應，到頭來讓我束手無策。

當我承認這種逃避死亡的荒謬作法使我感到痛苦，我將自己從這些習得的反應中釋放出來。從失去病人的痛苦中，我體認到：我可以做某些比「治癒疾病」更重要的事。我可以提供慰藉給病人及家屬，並且反過來敞開心胸，接受他們回饋的寶貴人生功課。

本書集結了我面對死亡的經歷。書中穿插著這十五年來臨床實務的個人經驗，並擴及我對醫學教育及臨終照護等議題的想法。第一篇〈原則〉，主要描寫醫學院時期有關死亡話題的教導；包括大體解剖、第一次急救與第一次宣告死亡。這些最早的經驗，往往讓剛入門的醫學生及實習醫師在心理或情緒尚未做好充分準備的情況下，面臨某些臨床醫學中最困難——有些人認為是最駭人——的挑戰。年輕醫生從這些經驗中所學到的，將成為往後如何行醫的基礎。

第二篇〈行醫〉則深入探討臨床工作的核心，揭露出我們的職業反應如何以各種方式顯露出來，而且行之已久。醫學有個本質上的矛盾：這一行的首要目標是照顧病患，但它同時刻意抹殺瀕死之人的人格特質。然而，觀察臨床工作每日的節奏，你可以找到前後貫通的內在邏輯。那些看起來殘酷不仁的舉動，比如刻意避開難以啓齒的話題，或是對末期病患施予猛烈的治療，對於在臨床戰壕中的步兵而言可以是完全合理的。這套邏輯使得改變幾乎不可能，至少對實際工作的住院醫師而言不可能。

最後一篇〈反思〉所探討的是，「改變」事實上是實際可行的。從每個醫師執業的小範圍到整個醫界，對於「醫生該怎樣處理臨終照護問題」，已經有了轉變；幅度雖小，但是充滿希望。要達成這些改變，不僅仰賴嚴格評估我們的職業訓練與體制，而且我們必須承認自己並非不朽之軀、承認自己和病患擁有共同的人性。

而不論我們是不是醫生，人生最艱難的功課，可能便是面對自身的衰亡。就像佛洛依德（Freud）所言：「在潛意識中，我們每個人都確信自己強健不衰。」當我們日復一日地忙於日常事務，幾乎不可能想到生命是有限的。然而，唯有展開這些討論，才能保證我們的病人以及所愛的人獲得善終（不管每個人怎麼定義「善終」）。佛洛依德接著寫道：

> 我們都記得這句老生常談：欲求和平，必先備戰（Si vis pacem, para bellum.）。可以改寫成這樣：意欲求生，必先知死（Si vis vitam, para mortem.）。

「爲死亡做準備」，可能是人生所有考驗中最艱難的一項，但到頭來，只有通過這項考驗，我們才能自在地存活。

第一篇

原則

1　竊屍賊

我的第一個病人，在我動手傷害她之前，已經死亡超過一年了。

那是一九八〇年代中期，我終於由醫預科學生轉而爲受過基礎訓練的醫學生①。那年

①譯註：美國的醫師訓練類似國內的學士後醫學，先念四年大學（醫預科），再進入醫學院當四年的醫學生。

夏末，從學校宿舍的窗口望出去，只見廣闊的密西根湖湖面散布著帆船點點，喘著氣的跑步者閃動的身影沿著芝加哥這邊的湖岸大步邁進。儘管景色靜謐，我卻很少朝窗外看。我的心思完全被即將面臨的大事占據——我和班上同學就要開始上人體解剖課了。

直到那年九月之前，我唯一一次看到死人的經驗，是阿公（我都這麼稱呼外祖父）的葬禮。阿公於上個世紀在台灣偏僻鄉間的農家長大。他只念完中學，但年屆中年時，已經在台北最繁華的地區擁有一間珠寶店，並且將五名子女拉拔長大，讓他們接受大學教育。雖然阿公在講台語的環境長大，他卻自己學會國語和日語——這兩種語言就如同德語、英語、法語般，跟台語是迥然不同的語言，隸屬不同的語支（dialect）②。

母親是阿公的第一個小孩，阿公毫不吝惜地對長女付出近乎盲目的父愛。身為母親的大女兒，我也因著這個特殊地位領受到阿公的寵愛。遺憾的是，由於我在美國長大，雖然聽得懂台語，卻只會講英式中文——一種中英語混合的洋涇濱語——再加上阿公一直到我

②編按：語系底下的語言分支。

讀高中時，才搬到美國定居，在此之前我們相隔半個地球。因此，雖然我深愛外祖父，但我倆的相處一直都很拘謹。

我大二那年的秋天，阿公去世了。有個週末，父母親在電話中向我提起阿公的狀況很糟，可能撐不下去。一個星期後，他們打電話告訴我阿公過世的消息。

母親悲痛逾恆，且因罪惡感與悔恨自責而形容憔悴，她認爲往後我會經常憶起與這樁死亡有關的煩擾。至於我，在哀悼阿公死去的當兒，並不確定該如何應付生命的這段時期，抑或母親排山倒海的悲傷。我並未親眼目睹阿公實際的死亡過程；而且上次拜訪時他還活著，這次見到他卻已躺進棺木，讓我覺得他的死不太眞實。葬禮不算太長，但身著黑衣的追悼者的行進行列，與我內心的不安，卻似乎永遠持續著。

棺柩中的阿公看起來死氣沉沉，令我很詫異。儘管葬儀社費盡心思打理過，棺木中的阿公看起來仍然像模型一樣，彷彿從著名的杜莎夫人蠟像館中拿來的蠟像。我記憶中的面容與軀體已經不在，甚至他在家族中頗爲出名、媲美美國演員傑米•杜蘭特（Jimmy Durante, 1893-1980）的大鼻子，這回也不一樣了。現在的阿公鼻翼看起來不那麼厚實，甚至稍稍下垂，好像一度雄偉展示的風帆失去了風的支撐。

即使專家用盡所有化妝品與技巧也無法重現阿公神貌，這個事實更加凸顯他確實已經過世，離開我們的生活。那場葬禮、雙親那通宣告外祖父過世的來電，以及我記憶中母親哀痛欲絕的模樣，是我進入醫學院就讀之前，對「死亡」最直接的經驗。

對於接觸死亡，一百七十名醫學院同學中，大部分人的經驗不比我多；我們眞正的初體驗，將發生在這學期的大體解剖課程③。雖然有位同學過去曾在醫院停屍間工作，另一位待過伊利諾州的肉品包裝工廠（後來變成嚴格素食者），但他們是少見的例外。換言之，在開始醫學院課程之前的這個夏天，大部分的人私底下都爲解剖人體感到焦慮不安。

在醫學院的迎新週，我終於能與其他同樣焦慮不安的人聊起對解剖的恐懼。很快地，解剖課成了交誼場合的主要話題。曾在停屍間工作的同學是我們主要的資訊來源。我反覆猜測著，遺體看起來會是活生生的，還是跟蠟像差不多？我暗自期待他們至少像外祖父的遺體那樣不眞實；我相信他們如果越不像活人，就越容易解剖。我們向二年級的醫學生打

③譯註：「大體」是解剖課上對捐贈作為解剖之用的遺體之尊稱。

聽去年的經驗。「穿舊T恤和牛仔褲就好，」在迎新會上他們說道，滿不在乎地吸一口飲料，「反正到學期末你一定會想丟掉，因爲實在太臭了。」我記住他們說的話，腦海中不時回想他們灑脫的反應。什麼樣的味道會緊緊攀附在衣物上？死亡的氣味？

打從十五年前初次考慮進入這一行，我便明白自己將用這門專業去幫助別人；大多數同窗也是這麼想。我們是個奇特的族群：懷抱理想，且具有得以通過嚴苛醫預科課程的高度專注力與競爭力。雖然少數人之所以走這一行，求的或許是經濟穩定，或是憧憬某種生活方式，但大多數人是爲了學習如何拯救生命。

然而，我們當中許多人未曾認清的是：即使擁有這些夢想，從事這一行，就得與死亡爲伍。相較之下，「死亡」將比「生命」更長駐於我們的生涯。

從七歲開始，人體解剖就一直令我著迷。追溯當時，我已經想過將來可能會當醫生。那時阿公剛診斷出罹患腦瘤，母親帶我和妹妹回台灣陪他度過那個夏天。診斷、手術，以及切除部分腦子所導致的神經功能缺損，對外祖父母的晚年生活造成影響。然而，我卻深受腦神經外科醫師安慰外祖母與家屬的方式所吸引。醫師是位高大禿髮的台灣人，有一張圓臉與熊掌般的雙手，態度謙虛卻不失自信。他現身等候室，對焦急不已的病人家屬說：「我全部拿乾淨了。」這句話，就像來自天堂的美妙光輝般灑落在我們身上。這次經驗讓我深信，醫療：是神的工作。

那時還在念醫學院的姑姑聽說我的興趣，提議帶我進她的解剖實驗室看看。想到那裡可能潛藏著生與死的祕密，我深深著迷。那個年紀的我已經相信：「解剖」是區分醫師與我們這些凡人的最重要事件。我認爲，承受這種經驗足以證實我有勇氣；此外，有機會窺視身體內部的運作——即使是窺視一具死去的軀體——會讓我「超越」其他二年級生。然而，雙親迅速地否決這項提議。他們擔心，這種近距離觀察遺體的驚悚經驗，或許會造成我永久的創傷。

就像所有的啓蒙儀式一樣，新手解剖人類遺體會遭遇許多障礙。首先，醫科新生必須記憶數量相當多的解剖構造名稱。這種機械式的背誦會令人心智疲乏遲鈍，而排山倒海湧來的資訊，又使得這項差事似乎永無止境。我有一位大學指導老師，是一名傑出的精神科醫師及人類學家，他在課程開始前跟我談過。他自己大約在二十年前完成醫科學業。「這就像硬把整本電話簿背起來，」他說：「你只能想辦法去完成。」

但是，「記憶」可能是必須克服的障礙之中最簡單的；而直到最近，它仍是醫學課程的唯一焦點。事實上，對醫學生而言，最困難且經常隱而不宣的障礙，是「接受死亡」與「侵犯人體」。在大體解剖課上，欠缺經驗的準醫生面前陳放著形態與自己相似的屍體，提醒著我們：這些逝去之人過往的生活，與我們並沒有多大差異。平日被紙張輕微割傷就退縮的我輩，此刻要將解剖刀抵著皮膚、果斷地分割曾經驅動人類伙伴的必要組織，需要極其充沛的信心。雖然所有醫預科生都對解剖課充滿期待，但這種期待仍難以緩和殘酷的一面。

這些具有強烈企圖心的準醫生藉由面對人類的屍體，直接面對死亡；接著，他們動手拆解屍體。對於死者身體的每個細節——每根骨頭、神經、血管與肌肉——他們從原本的一無所知逐漸變得一清二楚。探查各個體腔，勘測每道溝槽，並扯開每條裂隙。藉著辨認屍體的每一個內部細節，我們篤信自己已獲得克服死亡的知識。

然而要成功地完成啓蒙儀式，我們還得學習將「情感自我」與「科學自我」分開；我們必須將這具人類遺體看成「他們的一分子」、而不是「我們的一分子」，看成一個必須了解、而不須擁抱的醫學案例。到後來我才明白，這種「疏離自我」的能力，在醫學訓練過程中，將會被一再地召喚出來。這種疏離感讓我具備客觀的判斷力；這力量雖然微薄，卻能加強我照顧病人的能力。這個有關「如何將自我抽離」的第一堂課是最基本的；要做到這一點，就得壓抑對死亡最原始且根深柢固的恐懼。

我就讀的醫學院並沒有完全忽視我們的焦慮。院方做了些嘗試，設法減輕大體操作所帶來的衝擊。爲了第一天的解剖，我們先上了一週的準備課程。雖然這幾堂課都未直接討論到如何緩解我們與日俱增的不安情緒，但的確提供了將自身情緒與解剖的體驗分離的具體方法。其中一堂入門課程，教我們認識那些用來描述身體構造的詞彙。這些與日常用語大爲不同的詞彙，在人體地圖上指出方位；我們學習「遠端」與「近端」、「外展」與「內收」、「橫斷面」與「矢狀切面」的差異；我們學到左邊與右邊不再指稱我們的左右，而是病人的左右。

眞正進行解剖的前一天，我們參觀了實驗設施。長廊上並排了十一個房間，每間配置四座大型的石製實驗台，均附有清洗槽與足供四名學生工作的空間。每座實驗台中央有一個巨大凹槽，凹槽上托著一張類似驗屍官或病理學家用的可滑動金屬床。這些凹槽是用來放置大體的。接下來的十二週，除了週末，我們每天下午都會耗在這些房間；我們每個人，或集體行動、或孤軍奮戰，都將花費許多時間牢記每具大體的細節。

福馬林，屍體的保存液，擁有你不會錯認的味道——強烈、惡臭、刺鼻——就像「高聲尖叫」的「嗅覺版」。瀰漫在十一個房間內的微弱福馬林氣味，是過去許多年來殘留下來的，那時我們使用的大體還沒送進來。經過這麼多年，氣味已經鑽進了房間的大理石與混凝土中，盤桓不去，提醒著我們這個空間在學校歷史中所占的地位。

我一直想像，帶領我通過這項儀式的教授會是個垂垂老矣的智者，沒想到，他自己才剛取得體質人類學與解剖學學位沒幾年。他的年輕以及濃厚的印地安納口音，消弭了整個過程的神祕感，讓我們許多人放鬆不少。他讓我們知道福馬林的氣味有種銳不可擋的力量，也提醒我們，氣味會滲進戴手套的手、衣服與頭髮。事實上，我很快就發現，那個學期用雙手進食時，感覺相當奇特。那年秋天，在一場歡迎會上品嘗雞翅時，我發現手指所散發的屍體氣味與烤雞的味道正在口中交融。著手解剖之前的那個下午，教授提醒我們：「檸檬洗碗精能消除這種氣味。」當晚回去後，大夥兒翻找出在三個月後拋棄也不覺可惜的衣物：磨損的牛仔褲、借來的醫院刷手衣、印有高中校徽的T恤，並且在當地的雜貨店大肆搜括檸檬洗碗精。

隔天下午進入實驗室時，一股比上次還要強烈的氣味襲向我們——前一晚，實驗技師已經將新鮮的大體分別放入石槽中。由於福馬林的揮發氣體會損害隱形眼鏡，我事先將隱形眼鏡換成厚重的眼鏡，意外發現不少同學像我一樣「瞎」。我們全都仔細地戴上薄薄的黃色紙口罩；除了避開任何生物性危害物質，也為了阻擋福馬林穿透入鼻的氣味。幾個星期過去，大夥兒越來越專注於眼下的工作，有時根本沒戴上這些脆弱的屏障，有些人甚至偶爾忘記戴手套呢。

依照名字的第一個英文字母順序，全班分成數個四人小組，每組分配一具大體。在接下來的兩年，每當需要近距離小組教學時，我們就用這種方式分組。每個人跟三位組員一同生澀地練習抽血、學做骨盆腔檢查，並且在病人身上做生平第一次肛診。然而最值得一提的經驗是，我們一起在實驗室進行解剖。

我和其他三位女同學同組。瑪莉來自加州，是開業家庭醫師的女兒，出身信仰羅馬天主教的愛爾蘭—義大利裔大家族，在家裡排行中間。她的個性異常沉著，這種特質讓她表現出合宜的臨床禮儀（bedside manner）；後來她繼承了父親的衣缽。佩格來自芝加哥，在四個人中最為沉默寡言，卻以寬容、敏銳而不露感情的機智彌補害羞的個性；在我們遇到難以處理的狀況時，她的機智總能提供洞見。她後來成爲小兒科醫師。第三位是勞拉，四個人當中最年輕也最多話的。她是移民第二代，在芝加哥出生、成長，目前是芝加哥的小兒科開業醫師。我來自新英格蘭，當時打定主意往精神科或老人醫學發展，並且在醫學人類學領域深造。雖然解剖課的第一週似乎盡是令人毛骨悚然的事，但解剖大體的經驗——人體結構簡潔而有效率的美感，把雙手當作意識的延伸，團體工作的氣氛——爲我立下決心成爲外科醫師打下基礎。

解剖的第一天，我打開石製實驗台側邊的門閂，輕輕地把金屬床滑出來。所有大體都套著白色塑膠屍袋，有些袋子很大，有些比較小。然而看袋子的形狀，不難想見拉上拉鍊的袋子裡面裝著什麼東西。院方做了預防措施，減輕我們初次動手時可能受到的衝擊。實驗技師將每具軀體的臉部朝下擺放，所以我們只看得到他們的後腦勺。我們先從手臂與腿部開始解剖，而大體的臉部一直覆蓋著，直到課程最後兩週。安排解剖課的人相信，這樣循序漸進會是比較溫和的引導方式。

我們學習解剖原理、解剖方式，以及用更準確的方法抓握切割器械。「小鉗子」叫做「鑷子」，外科領域的人還會用更專業的行話，叫做 pick-ups。我們學會如何有效率地更換手術刀刀片，而不觸碰刀片鋒利的邊緣。在進行細微的操作時像握鉛筆般握住解剖刀，在大動作切割時則像握住小提琴琴弓般，四根手指指尖輕扣刀柄一側，另一側用大拇指抵著。我們學著像真正外科醫生那樣，用大拇指與第四指④操控剪刀，而非小時候學的用大拇指和食指。「使用第四指，讓食指靠在剪刀的軸節上，可增加控制力。」目前就讀醫科四年級、將來打算走外科的助教說道。後來我注意到，不管哪裡的美髮師，都是這麼握剪刀。

我們只能從附在袋子上的一張卡片得知這具大體的相關資訊，卡片上標示著性別與估計死亡年齡。我負責的那具大體是位「七十二歲死亡」的「女性」，除了這兩項訊息，再也沒有其他的了——沒有名字，沒有住址，沒有更多說明。這僅有的資訊著實令人不安，而隨著我們對軀體的每個細節越來越親密熟悉，這種不安日益加深。實驗伙伴與我對這具大體的認識，會比將來照顧的任何病患要來得深切。然而，她的生命篇章我們將從「結語」讀起，並試圖往前追溯。

---

④譯註：即無名指。

儘管醫學院採取了一些預防措施，我仍發現，自己很難單純將這具遺體視爲毫無個性特徵的非人屍骸。我記得，當我拉開包裹她的白色袋子拉鍊，看到她細瘦的雙臂時頗感意外。她的手指修長纖細，指尖優雅細窄，指甲銼成完美的橢圓形，還塗上珊瑚色指甲油。或許又該修指甲了，因爲就在她精心維護的甲床表皮前端，露出一小塊半月形粉紅色指甲。雖然她前臂的皮膚緊緊包覆著肌肉，上臂的皮膚卻顯得鬆弛；那部分發皺且堅硬，好像老舊的皮革。我猜測，一定是長期浸泡在福馬林桶中所致。

伙伴與我將解剖刀湊近大體表皮，順著她的手掌與前臂劃下長長的切口。切斷緊繃的皮膚後，我們將眞皮組織和肌肉與上方的表皮繭分開。接下來，我們用剪刀與鑷子逐步拆解剝離組織，順著血管與神經軸移動，她的手臂已經不再附著著皮膚或堅韌的組織。我們移動大體的手臂，看著肌肉隨著每個動作發揮功能，想到人活著時它們有多麼生氣蓬勃，感到驚嘆不已。

她的實際生活明顯與大體的纖細手臂不相稱。她生前熱愛陽光——曬成褐色的皮膚所留下的首飾印痕洩漏了祕密。她的左手無名指有婚戒留下的戒痕，手腕上有一圈手錶的輪廓——也許是給年長女性戴的那種精緻手錶，爲了安全起見，用一條細鍊跨接在鎖扣兩側。

解剖手掌的時候，看見掌長肌、外展拇短肌這些小條肌肉，我想像著這裡的每一束組織曾經如何在她的手部運作。在她生前，粉紅色的肌肉曾經收縮，每根纖維因使力而縮短、膨大，每股肌肉拉扯位於手指的附著點，讓她彎曲手指握住丈夫的手，或者抓握著梳子梳頭；現在肌肉卻因死亡而變成灰紅色。

我站在浴室鏡子前方，先回想大體的肌肉，接著一邊擺動手臂和腿、一邊想像自己的肌肉，嘗試熟記那些當時對我而言尚未產生意義的拉丁名詞。肱橈肌（Brachioradialis），當我轉動前臂並想像大體也轉動手臂時，這麼告訴自己。縫匠肌（Sartorius），我想像自己坐著將腿跨在另一條腿的膝蓋上，心裡想著大腿上這樣優雅嬌弱的肌肉，以及賦予它名稱的羅馬裁縫。下午在解剖實驗室的一番奮戰所獲得的經驗，會讓我們對當天上午在課堂上學到的內容印象更深——當下乃至於永遠。直到今日，當我想像人體構造時，眼前仍舊浮現那具軀體。

頭兩週，我們解剖手臂與腿部，第三週則以第一次測驗拉開序幕。筆試時，我瞄到同學比畫著手腳以喚起記憶。他們跟我一樣，也曾在鏡子前「手舞足蹈」。筆試結束後，我們前往實驗室進行實地測驗。教授在每一站展示班上已解剖過的大體，將塑膠製問號牌釘在不同的組織部位。大體已妥善遮蓋，只露出考題內容的血管、神經或肌肉，讓人分辨不出那是上臂還是前臂、是小腿還是大腿。實驗室的計時器每兩分鐘響一次，每當鬧鈴響起，大夥便倉卒地移往下一站，想辦法猜測眼前那似乎和身體脫離的部位究竟是什麼。

在這些陳列的大體當中，我瞄到塗著珊瑚紅指甲油的纖細手指，感到一股驕傲。我爲同組組員所完成的縝密成果感到滿意，也以這具大體的結構之美爲榮。

解剖課的頭幾週，我和部分同學一樣，開始夢到和解剖有關的事。有些夢境很祥和，像是和自己負責的大體握手或吃飯；有些人的夢就沒那麼浪漫，甚至頗爲驚悚。至於我自己，或許是童年時期嗜讀的愛倫・坡（Edgar Allan Poe, 1809–49）恐怖小說的印象，至今仍鮮明地留在記憶裡，夢境中，我獨自待在實驗室樓層，正走在走廊上。這時，走廊一側成排的儲藏櫃櫃門突然自動旋開，裡面吊掛著已解剖一部分且開始腐壞的屍首，櫃門不斷地開開關關。我害怕屍骸會掉在我身上，發了瘋似地在走廊上狂奔，但有個持續不斷的心跳回音追逐著我，聲音越來越大。

隔天早上醒來，我感到精疲力竭。過了一會，我才意識到夢中聽到的心跳聲，其實是自己耳朵裡脈搏砰砰砰的回響。

幾個星期過去，許多同學靠著黑色幽默解困。醫學版的都會傳奇在實驗室不斷流傳，就如同它們在全國各醫學院不斷傳誦一般。有一則傳聞提到：有個醫學生從實驗室偷了一隻手帶到酒吧，有人問他「你能否助我一臂之力」，他便拿出那隻手來。另一則發生在體育館男廁的故事，主角包括幾位男士、一位醫科男學生，以及偷來的某個人體部位。還有個經典傳說提到，有個醫學生（敘述者總宣稱，故事主角是「朋友的朋友」）在完成全身解剖、終於揭開大體臉部的遮罩時，赫然發現她解剖的竟然是自己的舅舅；這個傳說或許已在醫學生之間傳了好幾屆。

有些同學喜歡藉著各種幽默逗趣的方式，來放鬆心情，舒緩焦慮的情緒。有一組同學在解剖時，會一邊播放老影集的主題曲。有個同學每次在開始解剖前有個儀式：他一邊繞著實驗室的四張工作台，一邊彈奏「空氣吉他」⑤。有好一陣子，若不先等班恩激昂地彈吉他、看著他爲腦海中的某些重搖滾經典樂曲配音、整張瘦長的臉跟著扭曲，整個下午似乎就很難熬過去。然而，那學期才過一半，班恩和他的空氣吉他便突然消失——他放棄醫科

⑤編按：指佯裝拿著吉他煞有介事地彈奏。

了。

與屍首日復一日地面對面接觸，以及醫學生曾仔細檢視的第一具陌生人軀體，標記出醫學教育中最令人焦慮的一點。歷史學家茹絲・理查森（Ruth Richardson）在她的經典著作《死亡、解剖與貧乏》（*Death, Dissection, and the Destitute*）中寫道：「解剖者在刻意毀損另一個人類軀體時，必須能有效地中止或壓抑許多正常的生理與情緒反應。」傳統的醫學教育鮮少討論到這種心理層面的課題；授課者只承認，要精通複雜的解剖知識有一定的難度。醫學生師法他們的老師，學著否認自己的感覺、學著將解剖經驗與自我分離，還學著將眼前的大體「物化」，他們剝除大體的人性面。不用多久，他們發現自己解剖的不再是另一個人類同胞，而只是一條腿或手臂。

還有一些沒那麼難捉摸的線索，披露了解剖經驗所引發的心理衝擊。經常夢見屍體，顯示出這種經驗對心理的影響有多麼深遠。「耍黑色幽默」則令醫學生藉以否認精神壓力所蘊含的意義。醫學版都會傳奇讓醫學生聽聞他人更恐怖的經驗，不再將自己的經驗看得太重，從而較容易釋懷。過度否認自己的感受，可能會使年輕的醫學生無法表達悲傷。當他們終於釋放情緒時，往往出現失常行爲。艾倫・羅絲曼醫師（Ellen Lerner Rothman M. D.）在描述四年哈佛大學醫學院生涯的回憶錄⑥中寫道：

> 有時會感覺，死亡似乎無所不在。在解剖實驗室，我們終於揭開臉部覆罩，打開顱骨解剖腦部，那沒什麼。我跟一位昨天傍晚差點喪命、但確定撐不過下個月的病人談話，那也還好。當我回到家，發現我養的金魚死了，那就不好了。我哭了半個小時。

即便是這些因爲具有悲天憫人的胸懷而從一大群競爭者中脫穎而出的醫學生，醫學教育仍可能深深壓抑他們的寬厚本性。有些學生錯把應付解剖過程的情緒反應視爲異常，誤以爲自己入錯行，因而放棄剛起步的醫學生涯。

醫學教育專家們推論，這些慣常拿來應付解剖課但成效不彰的方式，可能會使醫學生

---

⑥編按：書名為《白袍：一位哈佛醫學生的歷練》（台北：天下文化）。

將來面對病人時過於冷漠。爲了鼓勵醫學生養成更有效、更合宜的態度，醫學院已著手擴充大體解剖課的範圍，並採取適當方法緩和情緒困擾。舉例來說，許多學校在解剖課結束後會舉辦追悼儀式，讓學生有機會向大體表達情緒與感激。在儀式中，學生或吹奏樂器，或朗讀他們獻給大體的文章與詩句。有些學校則在解剖課中加入探討死亡與臨終經驗的課程，藉由這些人文學科進行小組討論，並鼓勵學生透過文學或美術作品抒發情緒。有鑑於捐做科學用途的大體經常短缺，有一些人倡議全面取消解剖，將解剖課、甚至學生第一次與病人的接觸，改用電腦模擬代替。

接下來一整個星期，我們專注在會陰部及鼠蹊部的解剖。位在直腸、陰道、陰莖、尿道與大腿根部的肌肉與筋膜層疊起伏，很難弄清楚。儘管我們在大體上仔細地操作過，許多人依舊深感挫折。事實上，直到我即將結束最後一年外科住院醫師訓練時，才完全搞懂這些在進行鼠蹊部疝氣修補手術時，會看到的組織層次與皺襞。

那年秋天，我和同學們一樣，常將解剖課本帶到圖書館、會議室、自助餐廳和地下鐵，不時盯著圖片看，試著牢記所有內容。有一套德國的解剖圖譜特別受我們歡迎。這本書不採用繪畫或素描圖像，而直接刊載眞實的大體解剖照。儘管標示了名稱的所有部位都因防腐劑而顯得粗糙破碎，呈現淺褐色或灰色，難以辨識，有人仍認爲可以靠這幾本書通過測驗。不論我們讀到哪裡，攤開圖譜的時候，總會翻到那些經過解剖、像老鷹展翅般、一覽無遺的男性或女性生殖器照片。有一回，一位同學搭地鐵返家，中途從解剖書頁中抬起頭來，注意到其他乘客默默和她保持距離，才察覺到自己對這些內容，已經變得無動於衷。

那一年男性大體比較少，所以我們會圍著擁有男屍的小組，看他們解剖男性生殖器官。一位同學負責念出實驗操作指南——也就是解剖學聖經《格雷氏解剖學》（*Grey's Anatomy*）的內容，另一位負責依照指示切割與操作——通常都是由女同學負責解剖這個部位。我看著男同學們畏縮不前且不自在地動來動去；對於身體上某些部位，儘管我們努力嘗試，仍無法將自身的感受與科學探索行爲抽離。

根據教授的說法，解剖這個部位的最後步驟，「看過之後便能將所有概念融會貫通」。「**從矢狀切面將骨盆分成兩半，**」《格雷氏解剖學》寫道。那天下午在實驗室裡，我們將一把電鋸傳來傳去；這把電鋸跟我父親在家做木工用的差不多。實驗伙伴不太確定我們讀懂剛才那句話了沒。沒想到，我們眞的讀懂了：將電鋸對準大體的骨盆中線鋸下去，將骨盆分成兩半。雖然，這個步驟的確可以呈現整個骨盆腔的構造——這是其他解剖方式無法做到的——但我仍無法鼓起勇氣拿起鋸子對著大體鋸下去。儘管前幾個星期我已經將她的手臂和腿切成一片片，現在卻無法將她的某個部位鋸成兩半。四個人當中最冷靜的瑪莉——這位未來的家庭開業醫師——發現其他三人都沒辦法動手，便毅然拿起鋸子。她閉起眼睛一會兒，接著舉起自動轉動的刀片，從恥骨聯合中央一直鋸到兩臀間的肉溝。眼前，我們這具屍體的骨盆腔已切開並攤成兩半，兩條腿向外轉，好像芭蕾舞者所擺的第一位置（first position）⑦。瑪莉關掉電鋸，交給等候的下一組同學，接下來整個下午一言不發。

打從進醫學院就讀，我便喜歡欣賞跟大體解剖有關的古石版畫——不管是存放在醫學院圖書館成疊舊書當中的、在堆滿存貨的古董店中求售的，或是巴黎塞納河沿岸攤販展示的……這些圖片內容未必正確，但大都饒富趣味，細節豐富，品質也相當好。文藝復興時

---

⑦編按：指雙腿併攏、腳跟相抵、腳尖朝外的姿勢。

代的作品經常飾以華麗的字樣，字母的尾端含蓄地捲曲，圍繞在圖畫周邊。屍體擺放得很有藝術感，好像要發表演說或正在嗅聞花朵，似乎毫不在意自己的身體從裡到外，整個被攤開來展示。

儘管這些石版畫已經存在好幾個世紀，但直到近代，將解剖人類屍體納入醫學課程，才被大眾所接受。在版畫勾勒出的醫學教育史中，有很長一段時間，解剖家與醫師爲了在學術上更加精進，只能違法犯紀且祕密地進行工作，不僅得撒謊、欺騙、偷竊，甚至進行謀殺。一一六三年，「都爾宗教會議」（The Council of Tours）公開禁止解剖人體；雖然這項敕令主要是針對運送十字軍戰士遺體返鄉前，事先支解並煮沸的慣例。早期基督徒對於死後侵擾遺體的看法，很清楚地反映在這項命令上；畢竟，身體遭到支解等於受到褻瀆，這麼一來，死者就不可能復活了。

文藝復興時代，興起了一股對解剖學的興趣。比方說，李奧納多・達文西（Leonard da Vinci）就非常詳盡地研究過人體解剖構造。一五一〇年，達文西完成了比對人類與動物肌肉相似度的工作，但他所繪製的解剖圖終其一生不曾出版。安德烈・維薩留斯（Andreas Vesalius, 1514–1564）這位公認的現代解剖學之父，曾經親自解剖屍體，並於一五三四年出版七大冊的代表作《人體結構》(*De Humani Corporis Fabrica*)。他的作品相當精確，顯示早期爲大眾所認同的古典權威如蓋倫(Claudius Galen)⑧等人的說法有誤。受限於宗教禁忌，古希臘羅馬的解剖學家只能解剖動物，據以推論、描繪人體的構造。

十六世紀宗教改革之後，倫敦皇家內科醫學院取得合法解剖人類遺體的權力，但他們的屍體來源僅限於吊死的重刑犯。在當時，人們視「解剖」爲罪犯的終極懲罰，遠比單純的判處死刑來得嚴重。然而，即使有重刑犯的屍體可供解剖，仍不足以供應英國醫界所需，外科醫師與解剖學家只好轉而向竊屍賊購買屍體，竊屍賊會挖掘新近死者的墳墓、偷取屍體。

十九世紀期間，愛丁堡是解剖研究的中心，羅伯特・諾克斯醫師(Dr. Robert Knox, 1791-1862)任教的解剖課，吸引了五百多人聆聽。由於這個行業受到的尊敬與認可逐漸提升，懷抱理想進入外科領域的醫生也跟著增加。醫學院的解剖及外科課程要耗費十六個月，

---

⑧編按：西元二世紀的羅馬名醫。

而醫學生在成爲有執照的正式外科醫師前，必須解剖至少三具屍體。以上種種因素，都讓數量有限的屍體更加吃緊。

儘管諾克斯聲譽卓著，據信他也曾向柏克與海爾（William Burke & William Hare）這兩名竊屍賊購買屍體應急。柏克與海爾的確從墳場偷竊屍體，但他們之所以惡名昭彰，主要是因爲他們爲了出售屍體圖利，至少謀殺了十六個人。由於當時沒有組織固定液，屍體容易腐敗，所以解剖學家偏好「比較新鮮」的屍體，而柏克與海爾所提供的，便是「最令人滿意」的等級。這兩人發明了一種窒息法，讓屍體幾乎不會顯露任何受到暴力的痕跡。這種方法後來被稱爲「柏克法」（burking）——由於隨後爆發的重大醜聞，這個詞彙被納入英語的日常用語中。

一八二九年，柏克因謀殺罪判刑確定。同夥海爾供出不利於柏克的證據，免於一死。柏克在三萬人眼前遭吊死，屍首被拿來做公開解剖——眞是再恰當不過了。他死後所製的面模以及用他鞣製後的皮膚做成的一只皮夾，至今仍在愛丁堡皇家外科醫學院的解剖博物館展示。至於諾克斯醫師，雖然調查員無法找出他在這幾樁窒息謀殺案中扮演的角色，但由於涉嫌重大，這位原本受人敬重的教授，在強烈公憤之下被逐出了愛丁堡。

爲了平息抗議聲浪，加上一八三一年發生一起模仿柏克窒息殺人法的案件，倫敦於一八三二年通過「瓦波頓解剖法」(Warburton Anatomy Act)，不再將解剖作爲謀殺罪的刑罰，並且允許解剖學家無限制取用救濟院或醫院中無人認領的窮人屍首。這項法律使得屍體的供應量增加，但許多人認定，罪犯的最重刑罰被轉移到貧民身上。

到了十七世紀早期的「新世界」(New World)，同樣的社會壓力與政治力量仍在運行。雖然早在一六三八年，美國就開始解剖人類屍體，但直到一七四五年，賓州大學開設第一個正式解剖課程，對遺體的需求才日益增加。然而，當時合法取得屍體的唯一管道是遭處決的罪犯——美國和英國一樣，解剖被當成比死刑還嚴厲的刑罰。舉例來說，爲了遏止決鬥行爲，麻州於一七八四年發布一項法令：在決鬥中遭殺害身亡的人，必須接受以木棍刺穿身體後（不用棺材）埋葬在公共場所，或者交由外科醫師解剖。六年後，聯邦法官被賦予權利，除了對謀殺犯判處死刑之外，還可另加解剖刑罰。

十九世紀早期，美國的醫學院數量激增，對屍體的需求越來越大，使得盜墓日益猖獗。這種對死者的褻瀆行爲引起民眾強烈不滿，一七六五年至一八五二年期間，至少引發十餘起街頭暴動。舉個發生在一七八八年四月的例子：在街上玩耍的孩童從紐約市醫院公會的窗口窺視，發現醫學生正在解剖人體。他們的父母展開調查，親眼看到被解剖的屍體，相當憤怒。有位孩童的父親發現，亡妻的屍首也被盜出，慘遭解剖。五千名憤怒的民眾群起攻進醫院，某些醫生逃往躲藏的監獄。爲期三天的暴動，實驗室被燒個精光，有七名暴動民眾喪生。最後，民兵部隊以火槍（musket）⑨驅散群眾。爲了對暴動的訴求做出回應，紐約市在一七八九年通過法律；此後，醫生不必靠偷盜，就能合法取得人類遺體作爲研究解剖之用。

到十九世紀末，美國大多數的州都已通過法令，允許醫學院取用無人認領的屍體。催生這些法令的，是一八七八年發生的一樁事件。那年，美國參議員約翰・史考特・哈里森（John Scott Harrison）去世，葬在俄亥俄州。他是美國第九任總統威廉・亨利・哈里森（William Henry Harrison）的兒子，他的兒子班傑明・哈里森（Benjamin Harrison）後來當上第二十三任總統。參議員的葬禮結束後沒多久，他的兒子和姪子接到消息，說他們家

⑨編按：又稱茅茲槍、滑膛槍等，為西班牙人於十六世紀時發明。

族的友人威廉・迪文（William Devin）的屍首遭人從墳中偷走，送到俄亥俄州醫學院。兩人聞言便前往醫學院準備逮個正著。沒想到，找到的是哈里森參議員的遺體，院方正準備解剖。

時至一九六八年，美國五十州都已通過「統一遺體捐贈法」（Uniform Anatomical Gift Act）。這項法案確保所有人民可以選擇將其遺體捐做醫學或教育之用。此後，醫學院便減少使用無人認領的屍體；至於現今研究用的遺體，則大都是捐贈者在世時決定捐出的。但是，由於對屍首與解剖部位持續有需求，竊屍賊並未就此匿跡。最近兩起買賣身體部件的案件，一件是加州醫學院的雇員所爲，另一件則是紐約某位牙醫與殯儀館館長共同犯案；這兩起案件，使我們回想起根植於集體歷史中的噩夢。

儘管解剖學的歷史如此艱辛，剖析人類的遺體——意味著去感覺、觀看和抓握人類軀體及其部件——對醫學教育仍有相當的重要性。對醫生而言，在他們剛剛踏入這一行時，解剖大體的經驗，仍然是造成心態重大轉變的原因之一。

接下來，我們要開始解剖軀體。爲了讓脆弱敏感的我們適應這令人毛骨悚然的任務，老師指導我們從背部肌肉著手，因爲這個部位比較沒有個人特徵。我們使用剛換上新刀片的解剖刀，切穿並剝離皮膚與皮下組織，使屍體露出呈淡紅棕色的肌肉纖維。我們對面的小組操作的，是一具死於盛年的壯碩男性遺體。男體的背部肌肉粗壯發達，令我想起在超級市場看到的大肉塊。從那時候開始，我對紅肉便興趣缺缺——它嘗起來再也不一樣了。

相反地，我們這具女性大體就算有肌肉也少得可憐，我不禁懷疑自己瘦削的背部是不是就像這樣。這具大體跟其他大體相較——尤其是男性大體——她的背部肌肉似乎只夠支撐軀體挺直。她的某些肌肉組織實在小得不像樣；我感覺自己好似沒有親眼目睹，而是讀過解剖指南後，「想像」有這些肌肉存在。儘管對面同學負責的大體肌肉粗壯得多、方便做研究，但我卻有點想「獨占」手邊這具大體，甚至不願別人碰觸她交織在脊椎與肋骨籠的纖維絲狀組織。

解剖完這些肌肉後，我們將大體翻回正面，開始解剖胸部。我們這一組都是女生，解剖乳房時格外輕柔。我們已經在教科書上讀過乳房懸韌帶（Cooper's ligaments）⑩，以及複雜的乳管系統；前者是支撐乳腺的線狀組織，幾乎看不見。但解剖結果令我們大失所望：這具大體乳房中的組織呈黃色球狀，和我們在身體其他部位看到的脂肪組織沒什麼兩樣。

分泌乳汁供嬰兒吸吮的特殊管道與腺體，看起來就像散布著白色細薄結締組織的雞脂肪。平淡無奇，毫無特色。

我們剝開剩餘的表皮和皮下組織，讓胸部肌肉露出來。胸大肌與胸小肌在兩側攤開，呈現漂亮的扇形。底下的胸骨與左右兩側的胸廓相連，就好像藏寶箱的鉸鏈；每根肋骨的腱狀結合，則像是鉸鏈的接頭。我們改用另一種電鋸施行「胸骨正中切開術」，這種切法是將胸骨沿著全長分開，外科醫師進行開心手術時就會這麼做。我們用食指進行「鈍性解剖」，在胸骨頭尾兩端的底面各清出一小塊空間，方便小鋸子切開胸骨。我啓動「哼哼」作響的鋸子馬達，將鋸子前端插入大體鎖骨間的凹陷處，拉著震動的鋸子由上而下畫過整個胸骨。

同組同學和我合力將鋸開的兩半胸骨掰開，在胸骨底下，我們發現了一個裹住心臟的灰白囊袋——是「心包膜」。我把大拇指和無名指穿進解剖剪握把，將囊袋剪開。心包膜底下，有個跟拳頭差不多大小的肌肉球，像看門的牛頭犬般蹲踞著。我們改用像裁縫剪般的

---

⑩編按：又稱庫柏氏韌帶。

大剪刀剪斷大血管，將心臟取出，接下來花了整個下午的時間研究它的構造。我們把薄如紙張的僧帽瓣分離出來——這兩片瓣膜形似羅馬天主教教皇戴的法冠而得名——僧帽瓣位在左心房與左心室之間，由一整圈分散在周邊、像降落傘傘繩般的多股肌肉拴繫著。我們分開冠狀動脈，它們的直徑只比削尖的鉛筆芯粗一些。這些動脈阻塞時，人體所需的氧氣便無法到達心臟，進而導致心肌壞死，又稱爲心肌梗塞或心臟病發作。我盯著這幾條攸關性命卻極其細小的血管，想到人竟然沒有在年輕的時候就心臟病發作，不禁詫異不已。

心包膜目前已經掏空，它的兩側是洩了氣的僵硬肺臟。根據教科書的說法，肺臟是由億兆個極微小的生物氣球組成，也就是肺泡。肺臟仍充氣的部分相當柔軟，甚至有如絲絨。手指按壓下去，會留下一個亮亮的小凹陷，同時略微發出潮溼的聲音，像踩在池塘邊的泥濘地。我們這具大體的肺部呈黑色，上頭散布著煤灰造成的斑點。起初我還以爲是福馬林造成的，但當我看到其他大體的胸部——譬如對面那位壯碩逝者飽滿、粉紅的肺部，才明白我們這具軀體的主人生前長年抽菸，並且住在環境惡劣的都市。

我們剪斷提供空氣與血液的氣管及血管，移除肺臟。胸腔的背側凹陷處仍積存一窪一窪的福馬林，看起來就像空蕩而漆黑的玻璃魚缸，其中可以看到幾條跨越胸壁的神經。膈神經，它的微弱電脈衝支配著肌肉構成的橫膈，看起來實在不像是造成人打嗝不止的元兇，反而比較像彈牙的義大利麵。醒目的主動脈弓，那條由肌肉構成的壯觀動脈，曾負責運輸心臟猛力擠壓後湧出的含氧血；它先優雅地朝頭部彎曲，接著向下轉折伸往腹部。我可以想像噴射的血液通過動脈的空腔，進入蜿蜒曲折且越來越細、布滿全身的動脈。

我們繼續解剖軀幹下方的腹部。切開皮膚，穿過皮下脂肪，接著詳細分辨腹壁肌肉。我們這具大體的肚子很平坦，但腹壁以一種奇特的方式披垂著，精細的骨架明顯可見。她的腹部皮膚與肌肉相當鬆弛，似乎曾經又圓又飽滿，而今肌肉萎縮且纖維化。手術留下的一條細長切痕從胸骨延伸至恥骨，使得腹壁的肚臍那個細小開口變形、移位。

進入腹腔後，我們馬上注意到她的腸道糾結得很詭異。別具大體的腸子很容易處理，可以滑來滑去，正和它們生前蠕動或消化時一樣。三位伙伴與我陷入腸圈迷宮，找不到認得的頭或尾。我們重複誦念著解剖指南的口訣：「**從已知移往未知。**」(Go from the known to the unknown.) 照理來講，人體結構具有一貫性，只要順著已經辨識出來的構造往下追溯，便能辨認剛剛剝離出來的構造。我們輪番上陣，試圖在糾纏成塊的腸道中理出頭緒，但解剖教科書上寫的「**順著小腸往下找到迴腸末端，將會看到闌尾**」，卻讓我們更加困惑。

這具大體的臂膀、背部與胸部都井然有序，但腹腔內部卻一團亂。她沒有膽囊。通常會像圍兜般覆蓋著腸子的脂肪組織（網膜），也不見了。黏連（adhesion）與疤痕組織，扭曲了腹腔內的解剖結構，將原本精巧的個別器官融成巨大醜陋的團塊。

顯然，這具大體曾經動過某種手術。但是，什麼樣的手術，會讓她腹腔內的臟器遭遇如此大規模的破壞？我和伙伴忍不住跑去觀察隔鄰的大體，那具大體的構造容易辨認多了。我們四個人嘴上不說，心裡都有些失望，感覺這具大體似乎背叛了我們。她決心捍衛腹部解剖結構的祕密，阻撓我們試圖探索的雙手與心靈。

第八週的解剖課，我們已經進展到骨盆腔。我對子宮與卵巢特別感興趣，想看到它們、親手觸摸。這些容納小嬰兒並造成月經週期的器官，究竟是什麼模樣？我記得小學六年級時，教「家庭生活教育」課的古德溫老師，曾向我們解釋月經與排卵。在我就讀的小學，古德溫小姐是最年輕的老師之一，她一定不甚樂意爲五十個即將面臨青春期的女孩上性教育課程。然而，她仍設法教得兼具啓發性與娛樂效果。有一回，古德溫老師節奏明快地講著課，當同學問她子宮與卵巢的模樣時，她停了半晌。接著，她高舉雙臂，兩手各握著一個報紙團。「看見沒，」她說：「把我的身體看做子宮，雙臂就好像輸卵管，報紙則是卵巢。」

我有些期待看到古德溫老師出現在大體的骨盆腔中，雙臂向外伸，雙手各抓著一團紙球。但即便我們越探越深，卻只找到許多硬化的組織球。我們急著想看女性生殖器官，因此一看到最先出現的兩個球體便以為是卵巢，但接下來卻找到更多的組織球體；有些小如彈珠，有些則大如萊姆。為數眾多的球體互相沾黏，或黏在腸道上，或附著在骨盆腔內壁。有些球體表面平滑，但大多數則像表面崎嶇的岩石般坑坑疤疤。我們請教授過來。「老天，」他探頭看了大體的腹腔後說：「我想她得了卵巢癌。」

負責分泌動情激素的卵巢賦予這具大體女性特徵，以及某些她珍愛的特質，卻也終結了她的生命。在她生命中的某個剎那，卵巢中有個細胞扭曲且發生突變，開始狂亂地繁殖。這些反常的卵巢組織不斷增長並且滲入腸子，導致腸子互相糾結，造成阻塞。癌組織還使腹部生出「腹水」，撐開她原本平坦的腰身，奪去窈窕的體態。死後大體泡在福馬林大缸中，腹水消失了，曾過度撐開的腹壁，如今鬆垮地披垂在纖細的骨架上。試圖維繫流失的生命所接受的化學治療，則導致她掉髮，只留下些許柔軟、絨毛般的髮絲。狂熱成長之際貪婪掠奪身體養分的腫瘤，讓這具大體變得耗弱瘦小，甚至連背部的肌肉都退化成幾絲瘦弱的纖維。

其他同學對這具大體腹部的異樣很感興趣。從事這一行原本就是爲了治癒疾病，因此我們終其一生都得學習異常現象，而非正常現象；人類生理上的反常與罕見狀況特別值得我們學習。這裡湊巧有個機會學習活生生的卵巢癌病變，對某些學生而言，這或許是觀察這種疾病發展到最末期的唯一機會。漫長的下午，解剖指導老師一一指出屍體中聚結成塊的不規則腫瘤，同學們魚貫而來，對大體腹腔內的狀況詫異不已。從許多方面來說，這個場景就好比我們將來當臨床醫師時的預演——在臨床教學時，我們會聚集成群訪視病患。而醫學生階段的我們，全神貫注地觀察和觸摸大體的異常之處，已經表現出這行技藝的「偷窺慾」面向。學校課程雖然才剛剛展開，但我們已經學到：偉大的臨床醫師不是天生如此，而是訓練出來的。

實驗伙伴與我到後來終於揭開大體的臉部時，我們已經每天在她的身體進進出出達十週之久了。她的頭用一只透明塑膠袋包裹著，眼睛、鼻子和嘴巴則覆蓋著浸潤福馬林的細棉布。我從她下巴的一角開始，慢慢地將棉布揭起。不知怎麼地，我感覺當我看到她的臉——她的眼睛、雙唇與最終的表情——將會證實我心中嘗試勾勒的她的一生。儘管她的腹部有異狀，臉部倒是很平滑，皮膚緊緻。她的下巴好像精工雕鑿而成，殘留著暗橘色唇膏的雙唇則顯得單薄。儘管過去兩個半月，我們對她的身體做過那麼多事，她看起來還是很平靜，甚至像睡著了。

她雙眼緊閉。我撥起她的右眼瞼，想知道她的眼睛是什麼顏色；它們是她觀看這個世界的窗口。我期待雙眼會洩漏更多故事。我可以注視著她，就像她在世時圍繞在她身邊的人們那樣。但是，這兩隻眼睛的眼皮底下並沒有眼球，只剩空洞的眼窩。我從未見過摘除眼睛的空眼窩，但我並未如原先想像的受到驚嚇，反而感到深沉的悲哀和空虛，好似自己無從爲這具大體想像中的生命畫上句點。「她可能在死後捐出了眼角膜，」教授說。

她抵達此地前被取走的，還不只是眼睛。她的腦部——靈魂的控制中心——也已經摘除。「留下來以後用，」解剖學教授說：「下學期你們會在神經學實驗室解剖它。」空蕩蕩的顱骨，如同眼窩的凹洞般，看起來就像倉卒淸空的房間。

我們剝去她臉上的皮膚，揭露她一輩子用來控制表情的神經與肌肉。我要求實驗室伙伴讓我解剖這個部位。我像握鉛筆般拿著小小的解剖刀，將薄薄的顏面皮膚從底下的肌肉層剝離並且提起，這種技巧和臉部拉皮很類似。這個部分的解剖一定得小心翼翼，才不會無意間割斷任何纖細的顏面神經或血管。我發現這項工作可以鎭定心神；經過了十週的課程，我已經開始對這種解剖技巧樂在其中，尤其是特別精細的部分。更重要的是，我希望多看看她的面容，試圖將她生命的其他面向拼湊起來。

她身上大部分的肌肉顯得瘦弱，但臉部肌肉卻發育得很完美。我開始相信，即便因卵巢癌而面臨死亡之際，她仍擁抱生命；那些牽動她的眼周與嘴角的肌肉相當發達，反映出她很能享受生活中的各種情感。癌症不斷地吞噬她的身體，生前她必然有段時間很難熬。儘管如此，她臉部的肌肉不但沒有損傷，甚至還更茁壯。

在那個時刻，我還不知道，我的大體、我的第一位病人，走過了我目前的病患即將步上的路。即使被迫面對死亡，他們也會把剩餘的日子過得比我們其他人還要充實。

再過兩週就要期末考了。到這個時候，解剖已經成爲我們的例行公事。我們利用晚上的空閒時間，留在解剖實驗室和大體爲伴，仔細察看各部位，並將它們牢記腦海。如果時間緊迫，我們會在一連工作好幾個小時後打電話叫披薩，然後在實驗室走廊囫圇進餐，吃完又回到實驗室。福馬林的氣味，已成了我們生活的一部分；當我們走過其他研究生身旁時，這氣味成爲驕傲的標誌。在那十二週當中的某些片刻，我們會感覺自己就是醫界老前輩的眞正後裔，是幾個世紀以來不曾改變的醫學史的一部分。我們用類似四個世紀前維薩留斯所用的方式進行解剖，並且在腦海中比對、驗證結果。我們逐漸相信，即使在死亡狀態，人體依然蘊藏著生命的奧祕。而且就像那些偉大的醫界老前輩，我們也學習壓抑本能的恐懼乃至於反感。爲了擴展醫學知識，我們將情緒反應驅離自我意識。

我們已經被啓蒙。

期末考結束後的那個下午，我回到實驗室，最後一次探視我的大體。實驗技師花了一整天處理屍體，準備託運，這時整個房間顯得闃靜而空曠。我打開實驗工作台底下那道門著的熟悉的門，拉出金屬床。

她的全身被白色塑膠布仔細包裹，準備運往最終的安息之所。我隔著塑膠布觸摸她的額頭、肩膀與雙手。穿著舊牛仔褲與高中舊T恤的我坐了下來，回溯她身體的樣子，以及這具軀體所訴說的故事。我閉起眼睛，想像她的解剖構造；往後我執業時，也會這樣回頭參照無數次。「**謝謝你，**」我心中默想，感受到自己胸膛中央強大而規律的心跳。「**謝謝你最後的遺贈。**」

2 進入核心

這一點也不像電影。

是沒錯，有人會在去顫器的電擊板即將放電之際大喊：「淨空！」有個醫生傾身壓住病人的胸部，另一位醫生站在床尾叫人拿藥來，像是利度卡因（lidocaine）、腎上腺素和阿托平（atropine）。但眞實的情況是，成捲的心電圖紀錄紙以及用過的針筒四散各處，皮肉燒焦的氣味盤桓在電擊板釋出焦耳能量的地方；還有，裸露的軀體看起來不像安穩地睡著，也不是躺成一直線，反倒像是從高處墜落，四肢攤在床上。這些，我從來沒在螢光幕上看過。

我才剛剛開始當第三年的醫學生，展開臨床學習課程。過去整整兩年，醫學院將我們隔離在講堂和實驗室，從現在起讓我們「輪調」，或說「見習醫師訓練」——我們可以到各病房走走看看，觀察真正的病人，從中學習。據我們的了解，該年的課程架構要求我們在六個指定的專科輪流學習指定的週數：十二週內科，十二週外科；此外，在婦產科、小兒科、神經科與精神科等四大科分別輪派六個星期。然而，撇開這些死板的規定，其中的變化可多了。我們可以選擇在不同的醫院輪調，最多六家；還可以要求先去某些科別，把其他科別往後排。此外，各家醫院不同主治醫師的組合，使得我們更難抉擇。主治醫師是受過完整訓練的醫師，我們都急切地想巴結這些人；「對的」主治醫師所給的好評，往往能決定我們能否進入夢想中的專科。同學和我，都一心一意想把自己安置在最好的「專科—醫院—主治醫師」組合之中。

我在首屆一指的學校附設醫院展開內科醫師訓練，負責帶我的是一群非常友善的主治醫師，很是幸運。當時我們將很多時間耗在查房醫囑、醫院與主治醫師身上，但同學和我到後來才了解到：實際上最重要的變數，是年輕的住院醫師。我們耗費白天和晚上大部分的時間追隨這些訓練者，他們有些是一等一的好老師，有些則是世界級的奴隸主。但是到頭來，當年沒有一位醫師的影響力比實習醫師①更大——而在嚴格的醫學階級制度下，那些實習醫師的位階只比我們高一點點。

那年夏天頭幾個星期，我緊跟著實習醫師曼尼；他來自紐約，身材高瘦。曼尼熱愛臨床醫學；他善於掌握工作的細節，對自己在專業上「打破砂鍋問到底」的工夫相當自得。他喜歡吐出那些深奧疾病的多音節名稱；還會引用最新的醫學期刊報導，滔滔不絕地為每個病人提供幾十個實驗數據，就像男孩口若懸河地炫耀他最喜歡的棒球隊的相關統計數字。然而，曼尼最愛的是問答式（Socratic method）教學。曼尼一個月前才從醫學院畢業，這會兒已經裝出大教授的架式。當他一本正經地講話時，我的思緒四處遊蕩。他說話時，我常常盯著那櫻桃大小的喉結；看著它在氣管隆起處規律地上上下下，使我昏昏欲睡。

曼尼免不了會在說教的半途停下來，那表示他要問問題了。自從進醫學院後，我的腦

①譯註：相當於國內的第一年住院醫師。

袋變得像篩子，很難留住舊的資訊，而且常想不起昨晚好不容易才記住的零散資料。我會被曼尼意味深長的停頓嚇一跳，接著慌張地試著把思緒從催眠之物移開。當曼尼終於問完問題，一連串錯誤的答案從我的口中吐出。曼尼對我的蹩腳似乎很樂，因爲每個錯誤答案都代表他的教學機會。然而在我心中，這些時刻如同確認了我最害怕的兩件事。其中之一是，我的愚魯可能會導致我無法順利念完醫學院。其二，即使在最專心的狀況下，只要記憶稍有閃失，就會不小心害死病人。

雖然如此，我仍喜歡跟在曼尼身邊。我喜歡他像我一樣來自東岸，而且他身邊每個人講話都很有趣。他很樂於照顧病人，即使是身上散發異味，或是排斥實習醫師及醫學生、寧可跟主治醫師談話的病人。我還喜歡曼尼一項特點：有個醫學生從早到晚隨時黏在身邊，他感到很愉快，並不嫌我煩。

曼尼第一次以老師身分面對我時，他說明治療高血壓的幾種不同藥物。講解途中他突然停了下來，露齒而笑。「曼尼，怎麼啦？」我問道，有點害怕因爲盯著喉結昏昏沉沉而漏聽了什麼話。

「你知道嗎，葆琳？有一天你會坐在我現在坐的椅子上，教那些醫學生。」他停頓了一會兒，面露微笑，這個念頭似乎讓他很開心。「到時候，說不定你會一字不漏地把我教你的東西教給他們。」他笑得更燦爛了。

如果夜晚我們一起待命值班，到了半夜他會叫我先睡，好讓他獨自執行工作的最後細節。那年夏天某個晚上，時間還滿早的，就在曼尼叫我去睡之後大約半個鐘頭，他敲了值班室的門。「嘿，葆琳！有個病人心臟停啦！」曼尼的眼睛閃著光芒，整個人坐立不安，一會兒打開值班室的門，一會兒又關上；走廊上的燈光一下子射進來，一下子消失。我趕緊翻身下床，一來想叫曼尼別再開門、關門，一方面也想看看那位病人。「這對我倆都是個很好的學習經驗。」我穿上醫學生的白色短醫師服時，他在一旁說道。

值班室外，廣播系統傳出醫院總機的聲音，在空無一人的走道上回響。「藍色代碼（急救代號），第八四二號房，傑克遜・帕米里昂。藍色代碼，第八四二號房，傑克遜・帕米里昂。」播音員壓低聲音一次又一次地播報，她似乎知道這是午夜時分，不宜擾人，卻不知自己的聲音透過醫院的擴音器不斷迴盪。曼尼和我跑上後頭的樓梯趕往八樓，走廊上閃著燈光。一群住院醫師、護士、呼吸治療師與護佐湧進八四二號房，還有更多像我們一樣的住院醫師和醫學生，紛紛從電梯和迴旋樓梯冒出來，睜大著眼睛，氣喘噓噓地跑向房間。

三人一組的護士推著龐大笨重的金屬推車通過走廊，直接鑽進人群。「別擋路！」其中一位護士吼道。「急救車要通過！」堵在門口的人群稍稍退開，剛夠讓護士與推車通過，然後馬上又靠攏聚集，擋住通道。護士們一進入，便打破用來固定抽屜與去顫器電擊板的脆弱塑膠鎖，並著手將十幾種藥物抽進各管針筒。

我站在門邊，認出房間裡頭有好幾位醫學生；他們也是爲了「學習經驗」來的。我們互相微笑打招呼，聳了聳肩，大家都不知道接下來會發生什麼事，但料想那值得讓人鑽出被窩。站在急救車旁的護士瞪視著我們這群人，眼神像老虎準備撲上獵物般。「所有非必要人員，離開這個房間！」她咆哮道。眾人聞言往後退。我試著向前擠，好看得更清楚，但護士似乎逮到我，緊接著大喊：「醫學生和其他非必要人員，請離開房間！」我默默退到群眾後方。

現在是凌晨兩點，換下便服的住院醫師和實習醫師，這會兒套著醫院的刷手衣，似乎比我十二小時前看到的他們還老了十歲。女性臉上沾著暈開的睫毛膏，男士們折騰一夜後臉色更加暗沉，疲態畢露。在這個時刻，只有負責急救的住院醫師頭上那條金色馬尾，還能輕鬆地跳來晃去。

當天稍早，我曾在某個醫學討論會見到這位資深住院醫師卡倫。她是她班上最傑出的學生之一；由於只剩下最後一年住院醫師訓練，她流露出即將晉升爲主治醫師的自信。我一向佩服卡倫的沉著以及報告病例的方式，她總是很清楚該怎麼做，以及事態會如何演變。我有朋友跟卡倫同組，他們十分崇拜她。而令我們驚訝的是，不過三年多前，她還只是個醫學生，跟我們沒有兩樣。

我在房門外踮著腳尖望進房間，看到卡倫獨自站在病患床尾喊出醫令。她今晚值班可能很忙，因爲她仍穿著會議上的黑白大格子洋裝。她的目光從心臟監視器轉向病人，接著又看向其他住院醫師和護士，頭上的馬尾跟著迅速擺動。即使我站在門外，仍然看得出她雙手顫抖——事實上，她整個人都在發抖。

我不認識床上的病患，但看得出是位男性；急救小組已經將他原本穿的病袍和其他僅存的衣物都脫掉了。他有些許灰髮，身上的關節變形、突起——這是關節炎病人常有的症狀。然而最奇怪的，要屬他的膚色——是藍色的。我很難猜出他是什麼種族。即使站得這麼遠我都知道，那種淡藍色調的皮膚，摸起來恐怕比我自己的要冰冷許多。

床鋪的頭部位置已經調低，好讓病人呈垂頭仰臥姿勢，以促進血液從雙腳和腿部流回腦部。急救小組已經將他的身體滾動到一塊硬板子上；在急救按壓胸部時，那板子可以提供反向作用力。但醫院的病床是軟的，按壓病人胸部時，他的身體會跟著稍微位移，而且傾斜得越來越厲害；到後來，病患的身體完全滑離板子。急救小組一面和底下的軟床墊纏鬥，一面抵抗垂頭仰臥位姿造成的向下拉扯力，設法將病人拖回原位。就算他們成功地將病人拖回板子上，總還是會有一隻手臂擺盪出來，要不就是小腿垂掛在外，甚至整個身體就這麼一路滑向床頭。掙扎了幾回合之後，急救小組放棄了。他們僅能試著讓大部分身軀留在板子上，任由四肢隨意伸展，朝不同方向垂落。

兩名住院醫師試圖在病患鼠蹊部扎針抽血，但沒有成功。看到這場景，我不禁慶幸自己還只是個醫學生，既不必負責，也幫不上忙。第五次扎針時，住院醫師扎中一條血管，從股動脈抽出一管東西；他們認為那應該是血液。針筒內的液體看起來幾乎是黑的。在護佐將針筒送往檢驗室之前，先拿給卡倫看。卡倫打了個顫，接著緊盯心臟監視器上那條綠色的電位線。螢光幕上的線條上下亂竄，相當怪異，好像有個倒楣的舞者一直抓不住拍子。

卡倫閉起眼睛。我猜她正在回想心臟復甦的決策流程圖，好將各步驟轉換成醫囑，讓其他組員執行。我憶起在那個月稍早的時候，自己也復習過高級心臟救命術，那是指定給見習醫生的第一項功課。

心室心搏過速，心電圖軌跡呈鋸齒狀，必須使用amiodarone，緊接著以去顫器電擊。心室纖維顫動是更嚴重的心律不整，心電圖勉強像一條彎彎曲曲的線，需要靜脈注射腎上腺素，並且用去顫器施以兩百焦耳電擊。如果心律沒有改變，要提升到三百焦耳；如果仍舊無法恢復正常心律，可以繼續增加到三百六十焦耳，但這是上限。檢查血液的酸度，並且從靜脈注射鈣、鎂，甚至施予少量的重碳酸鹽，但不要給太多，否則可能導致病患的狀況惡化。去顫器的電擊板放電前，務必先確認無人碰觸病患，要大喊「淨空」，否則有人可能會遭受電擊並引發心律不整，危及性命。此外，別忘了：在兩次電擊間的空檔，要有人持續按壓病患的胸部，繼續施行心肺復甦術。

最後，卡倫轉向圍觀人群。她面無血色。「有人有其他的想法嗎？」她問。急救車旁的三位護士互相看了看，然後搖搖頭。站在床頭的呼吸治療師繼續擠壓呼吸球，好將氧氣送入病人肺部，同時默默將身體的重量由一腳轉移到另一腳。幫忙按壓病人胸脯的曼尼則停頓了一會兒，擦拭額頭。當他將手臂舉向前額時，我看見他腋窩處有一大片圓形汗漬。面對眾人的沉默，卡倫無力地笑了笑。這笑容不是出於高興，反倒像是爲了強忍淚水而擠出來的。

十分鐘後，主治醫師突然現身八四二號房。「我是他的主治醫師！」他大聲喊道。「讓我進去！讓我進去！」他的臉頰上還留有壓痕；看得出來他一起床便馬上跳進車子，趕往醫院。每個人都往後退，就連曼尼也停止按壓病患的胸部，抬起頭看著他。「繼續做心肺復甦術！」主治醫師對曼尼大喊。

卡倫走近主治醫師，告訴他病人先前的情況。他的咆哮慢慢沉寂下來；不論他先前給病患做過什麼治療，顯然都沒有達到效果。

「你現在要通知了嗎？」卡倫詢問。監視器上的電位線早就退化成紊亂的不規則曲線；支撐著病人的，主要是藥物與焦耳的持續影響，而不是殘餘的生命力。

「我們必須繼續，搞不好救得回來。」主治醫師厲聲回道。我看著他在病房內走來走去，一會兒向急救小組吼出醫令，一會兒輕聲地咒罵自己、咒罵卡倫，甚至爲了不可避免的結果而咒罵病人。半個鐘頭後，他看著記錄急救過程的護士說：「可以通知了。」隨即離開房間。

床鋪和地板零亂地堆放著心電圖紀錄紙、抽空的藥水瓶，以及散落的針頭和針筒。床單沾染了血液。病人的胸膛留下去顫器電擊板造成的橢圓形燒傷痕跡。幾位護士與護佐留下來清理病人的身體與房間。另一位護士喊著病房書記，要她打電話聯絡病患家屬，好讓主治醫師通知他們。

人群很快散去。曼尼立刻開始討論下一組醫療任務：讓正在急診室等待的新病人辦理住院、核對放射科在午夜的檢查結果、再開幾個醫囑。

我和曼尼一起走回值班室時，兩人都靜默無語；我所能想到的，就是這個急救過程和電影演的完全是兩回事。真實的情況是一團混亂，毫無秩序，而且到頭來，人真的死了。

還是孩子的時候，我就知道醫師擁有不同於常人的敏感度。我有一位叔叔是泌尿科醫師，雖然他和我父親一樣都有雄性禿及方厚的手指，膚色也相同，但相似處僅止於此。比方說，我父親在家中的書桌堆放著帳單和裝電腦卡的板條箱，但我叔叔的桌上，卻堆放著醫學雜誌，書頁中展示著人體罹病器官和各個截斷的部位。小時候如果我們身上擦傷，父母便急著打電話找小兒科醫師，但那種傷勢頂多只能讓叔叔粗啞地「哼」一聲。

我讀國中的時候，叔叔每年差不多造訪我們家兩次，我總會趁那個時候要他說說他所見過最嚴重的病例。和大多數的青少年一樣，在那段時間，我對那些充滿感官刺激的事物特別感興趣。我多少希望知道自己能否忍受叔叔的故事，但更主要的理由是，我想知道，要到什麼程度才會讓叔叔反感。但談起那些事情時，他從來沒有面露嫌惡。當我和叔叔坐在起居室的沙發上，我弟弟在我倆面前蹣跚學步，叔叔詳細描述病患承受的折磨，他的眼鏡滑下鼻梁。每當我聽得倒抽一口氣時，他便詫異地打量我，但平板客觀的語氣從無半點波動。

社會學者、人類學家，甚至醫學教育者本身，長久以來都知道：醫學生必須學習「忍耐」甚至「擁抱」那些其他人視爲「難以忍受」或「可怕」的事物。他們必須協調自身矛盾的想法或對立的態度，比如：疏離與關懷、肯定與不確定、人性與科技等等，這些完全相反的價值觀。就像青少年會尋求認同感，醫學生也會在兩極的態度間擺盪；他們可能會在某些時候表現得太過關心，但隨後又變得漠然而疏遠。

最後，他們會停在比較自在的平衡點，創造出一套新的倫理典範——疏離的關懷、有把握的不確定，以及人性化的科技；當他們有了這項體認，意味著他們進入一個重要階段——由外行的醫學生，轉變爲專業的醫師。

醫學生展開職業生涯時，普遍帶著一種共通的恐懼；任何人若是每天都接觸重病的人，可能也會產生這種感覺。身爲病房中的醫學生，微不足道的臨床經驗雖然已經令我自覺相當笨拙，但醫學生面對病患時常表現出脆弱的一面，讓我感覺自己完全做不來這份工作。控制不住的移情作用使我退縮不前，而老經驗的護士一眨眼就打好一劑疫苗。輪到我打針時，我不但動作慢呑呑，而且抖得厲害，令病患更加難受。我第一次在開刀房拿手術刀時，因爲沒有辦法拿銳利的刀片在活生生的病人身上劃，最後只在他的腹部留下一道幾乎看不出來的割痕。照這種速度，我得花一整天才能把皮膚切開。輪派到小兒科時，住院病童得什麼病，我就從他們身上染到什麼病毒。那段期間我常咳個不停，比較有經驗的住院醫師擔心我無法遏止的乾咳會使病童家長不安，因此每次帶我進入病房時，就遞給我一只口罩。我覺得自己不像稱職、有免疫力的醫生，反倒像個兒科病人。

早期這段待在病房的時光，任何小小的成就，比方說：第一次成功打上靜脈留置針、頭一次開處方、首次獨立檢查病人等等，都有助於使我更認可自己的專業形象。但我最急切渴望的，是**成爲**醫生；我不但希望學會臨床工作，更希望習得臨床的敏銳感受力。

我渴望負責更多的環節——抽血、縫合、插管——以及所有越練習越完美的處理步驟。進行這些步驟，可以痲痺我的直覺反應。一開始，那些處境越是特異的病患越吸引我——也就是那些發生率才百萬分之一的罕見疾病病患。接著，我逼自己對發生率「沒那麼高」——五十萬分之一——的病例提高興趣，然後再「降低標準」二十五萬分之一，再降低——十萬分之一。醫療工作勞累是必然的，但爲了證實自己跟下一位醫生同樣耐得住疲憊，我逼自己仿效我的實習醫師的作息——連續四十八個小時醒著，然後只睡六個小時，還能在隔天晨間查房時，表現得比前一天更熱誠。

但瀕死病患又是另外一回事了。四年級的醫學生、實習醫師、住院醫師與主治醫師等，對於這些地位在我之上的人而言，瀕死的病人似乎只是個臨床「事件」。我希望自己可以像資深住院醫師一樣地說：「太棒了！又有人心跳停止了！又是個學習的機會！」但是目睹病患死亡，仍使我感到不安。

我並不相信死亡僅僅是一種臨床事件，雖然當時我或許不會跟任何人承認這個念頭。在我的心目中，死亡之於命運的分量，就好比它和生物學的關係；兩者息息相關。我甚至透過這個角度，思考自己的死亡。

然而再怎麼努力，我還是無法表現得像自己的住院醫師那般。「生命消逝」這件大事過於神聖，近乎魔法。死亡是時間上一個凍結的時刻；連同出生的時辰與日子，緊鎖在我們各人特殊的命運之中。

在我出生三年前左右，我的雙親來到美國。他們從台灣的最高學府畢業，取得美國著名學府的研究所獎學金，並通過台灣嚴格的國家考試取得出國留學簽證。我們家的舊相簿中，仍保存著雙親赴美留學前，於松山機場的留影。照片中，他倆都戴著白色的蘭花花環，身旁簇擁著一群親友，大夥都被熱帶驕陽灼得瞇起眼睛。

抵達美國的頭三年，父母親的生活就像新英格蘭一月的天空般，陰鬱而蕭索。他們住在一棟屋況不佳的劍橋三層樓公寓的三樓，常常光顧當地的救世軍二手貨商店，拿自製的饅頭充當午餐。母親在做饅頭時打顆蛋，所以饅頭呈現淡黃色，營養價值也提高了些。父親擔任過助教；母親則做過餐廳服務生，後來還做過銀行職員——雖然經手不少錢，卻只能當個過路財神。每個月，他倆都會孝順地將大部分收入寄回我父親在台的老家貼補家用。

在這段時光，他們唯一的大宗開銷是買一台二手腳踏車。即使在下著雪的冬日，他們都會爲了省下搭公車的區區十分錢，共騎腳踏車到學校。父親在前頭踩著腳踏板，母親則拿圍巾包著頭、雙臂環著父親的腰，側坐在腳踏車後座。

在雙親的熱切企盼與同等擔憂下，一九六四年某個涼爽的秋日清晨，我誕生於這個貧困的研究生家庭。像是嫌麻煩還不夠多似的，我甚至還倒著出生（腳先出來）。起初，照顧母親的是醫院中最年輕、經驗最不足的醫師，但隨著大家越來越篤定我不可能在子宮內自行轉正，來看診的產科醫師便越來越專業。生我的時候，母親的英文程度還無法完全聽懂院方人員表達的顧慮，只是緊握著一塊溼潤的紗布，安靜地用牙齒咬住。祖母事後形容她，「就像日本王妃那樣生小孩」。

儘管收入有限，我出生後雙親所做的頭幾件事之一，就是寄一個小包裹回台灣。我經常猜想他們這麼做意在炫耀，但對雙親而言，寄這個包裹遠比冬天搭一趟巴士免得吹風、在小餐館吃一頓飯或買件全新的外套來得重要。在他們看來，這件事的重要性不亞於我的出生。

包裹裡頭裝著的，是一封記載我出生日期與確切時辰的信，以及從母親懷孕時穿的衣服上剪下的一小塊布。住在台北的外婆收到包裹後，帶著去拜訪一位住在郊區的老者。我經常想像他長得像這樣：身形單薄乾癟，套著黑棉布鞋，下巴蓄著一小撮白鬍鬚，小指指甲長而捲曲，臉部表情因爲重力拉扯而顯得惺忪疲憊。依照雙親的說法，那位老人家是享譽全台的命理師，他檢視過物品後，提筆在一個小紙卷上寫出端正的字跡，描述我這一生將會遭遇的種種試煉與困境。他記述我的健康情形、求學過程，以及我這輩子的金錢運勢。他提到我的個性將如野馬般難馴，而且我出生時正值驛馬星動，註定四處奔波，很難在一地長久停留。

在紙卷的尾端，老人寫下幾個字提及我的死亡，然而卻沒有具體的說明：沒有日期，沒有時間，甚至完全沒提到我將如何死去。

我從沒見過這張紙卷。外婆將它寄到劍橋的三層樓公寓，後來我父母親陸續搬了幾次家，紙卷便遺失了。然而，這些預言已經像胎記般交織在我的生命中——它們一直都在，卻只在我仔細觀看時才變得明顯。

在人生歷程當中，有好幾度，我曾經想看看那張紙卷——上大學的時候，進醫學院的時候，以及在各地輪調進行臨床訓練的時候。結婚時，我思索著這些預言；在產房首次聽到我那對雙胞胎女兒出生的時辰時，最先浮現腦海的，也是這些話語。

紙卷的內容與命理師的形象第一次在我心中清晰映現，是我在醫學系第三年的某個晚上。那天晚上，我第一次宣布病患死亡。

那一整個月，我都和比爾共事。他外表有些蒼白靦腆，卻以臨床工作效率以及無法抗拒美食著稱。每天早上，比爾、醫療團隊和我結束查房離開時，每個人都攬著爲數驚人的待辦雜事（一些對臨床有幫助的差事）。我們一分開，比爾任務在身，他會以精準的效率逐一完成待辦事項：抽血、開醫囑、安排檢查、追回報告。每天下午兩點前，比爾就已做完那些事，遠比同組其他成員早了幾個鐘頭。接著，我總是發現他躺在值班室的床上享受一番，呼叫器、行動電視，以及幾袋垃圾食物就丟在一旁。

某晚我們一起待命值班，比爾和我坐下來吃最後幾片已經冷掉的披薩，那是實習醫生喬伊訂的。喬伊跟比爾恰恰相反：缺乏效率，身形瘦弱，而且相當嚴厲。他訂的每片披薩，看起來就像三角狀的美國中西部大草原，呈黃褐色，沒什麼料，周圍有一圈烤焦的薄皮。比爾咬了一口便吐進垃圾桶。「絕不要找喬伊這種人幫你訂吃的，」比爾說著，對嘴裡的餘味感到作嘔。「如果你想吃好吃的，去問那些高血壓、心臟病和糖尿病病患，他們會上哪兒打發時間。」他拍拍自己柔軟的肚皮微笑著。「當然你也可以問我這種人嘍！」

從那天晚上起，在比爾的調教下，我接下了幫待命值班小組訂晚餐的任務。吃過幾次我訂的晚餐後，有些住院醫師爲了讓我跟他們一起輪值，指派我去做一些我很期待的臨床工作，比如：照顧一個要好好研究的新病患、抽一管血、追查一套遺失的X光片。還有些人會在值班時將我拉到一旁，針對在病房看到的某些病例來段即席的簡短教學。我知道他們對我這麼好是有原因的，我卻不在意。沒有什麼比聽到住院醫師問道：「葆琳在哪裡？」更讓我這個醫學生雀躍的了，即使他們叫我僅僅是爲了一頓晚餐。

最棒的是，到那個月月底，我已經成了「小比爾」——被公認是臨床工作效率傑出的醫學生典範；而我的勝利之日，則是在那個月倒數第二天與比爾一起工作時。那天我拿著已經完成的雜事明細，距離晚間查房還有一個小時，我抱著腿坐在比爾值班室床旁的椅子上，一邊舔著手指上殘留的馬鈴薯片細鹽，一邊聽著他最喜歡的肥皂劇女伶繚繞的歌聲，權充慶祝。

那個月中旬，某晚我和比爾一起值班時，他呼叫我到加護病房。「嘿，葆琳，」我跟比爾碰頭時他說：「有個病患剛剛過世。護士需要一份死亡報告，好將遺體送往停屍間，把病房清出來。」

比爾示意我跟著他。我想起過世的外祖父，以及大體解剖課的屍體。外祖父深受家族成員愛戴，至於那具大體則在福馬林中泡了很久，兩者都算不上是**真正的**死屍。我回想著先前在急救時死去的那個病人，不禁懷疑眼下這名病患是不是也會變成藍色。當我們前往病房時，我想起中學時代聽過的傳聞：有位義工正將病患的屍體搬到驗屍室，突然間屍體從擔架床坐起來，嚇得這位義工尖叫逃開。「那是屍僵②，」後來有個醫生告訴我。我納悶著，即將看到的軀體什麼時候會出現屍僵現象。

我向比爾發問，卻見他一臉煩躁疲憊，對醫學生在三更半夜提出的愚蠢問題似乎毫無

---

②編按：指人死後肌肉僵直變硬的現象，是屍體重要的早期現象之一。

興趣，周遭的人也一樣。幾位住院醫師快步走過。比爾舉起死亡病人的病歷揮了揮，簡單地打招呼道：「死亡報告。」他們沒有作聲，轉轉眼珠子走了開去。護理站的護士們繼續寫手邊的病程紀錄，並且分派藥物。病房書記表示她要稍事休息，請護士代接電話。

比爾和我走進病人的房間。頭上的日光燈發出嗡嗡聲，我們的腳步響起回音。病患是上了年紀的白種男性，灰色的皮膚上攙雜著一些小塊的白色皮屑。他乾枯的嘴唇已經鬆弛，像英文字母O那樣微張，舌頭垂在嘴角。

比爾指著病人的嘴。「Q現象，」他小聲說道，張嘴將舌頭吐向一邊。我瞄到比爾的眉毛掛著汗珠。「翻到病歷最後一頁，」他說著，用手背將汗水拭去。

「好的，」我小聲回答，雖然不確定爲何我倆都要放低音量。

「宣告病患死亡之前，必須先檢查三件事，」比爾說道。他的高效率漸漸恢復了，他總有辦法將臨床作業簡化成一連串的步驟。「首先，必須確定沒有自發性的心跳。」比爾將聽診器的聽頭放在病人胸膛中央，聽了一分鐘，然後做手勢要我依樣畫葫蘆。

我聽到自己脈搏跳動的嗖嗖聲，就像是空貝殼發出的「海洋的聲音」。

幾分鐘後，比爾繼續低聲地指導我。「接著，必須確定沒有自發性的呼吸。」我納悶著我倆得待在這裡多久，盯著死人的胸膛等它上下起伏。然而我還沒來得及發問，比爾就將聽診器的耳竇戴回耳朵，再次將聽頭貼著病人的胸膛。我順從地仿照他的動作，同樣地，只聽到海洋的聲音。

聽不到什麼反應，比爾滿意地將聽診器塞回外套口袋。「最後一步，」他說著，耳語聲逐漸轉爲正常的音量，「對疼痛刺激絕對沒有任何反應。」

「疼痛刺激是指什麼？」我本想發問，但還沒開口比爾就已經動手，捻揉起死者粗短的大拇指與食指間那片薄薄的皮膚。「你可以擰他的皮膚，或者拿一支筆在指甲上來回滾動，也可以捏乳頭。所有可能惹毛他的事都可以做。」他移開手看著我，換我給死者「疼痛刺激」了。我觸碰離我最近也比較不冒犯病人的部位——他的右手中指。我擠壓他的甲床。

比爾笑了起來。「那樣子連我都不會被激怒！我可是比這個傢伙還活生生的欸！」比爾抓著我的手放在死者左胸的乳頭上。我無法忍受自己擠壓那一小塊凸出的皮肉，於是改捏旁邊的小塊皮膚。它的觸感頗溫暖，甚至很柔軟，但似乎與底下的肉不相連，就好像超級市場的雞肉上頭的皮一樣。

「寫下來，」比爾指著病歷指示道，接著又說：「你在死亡報告中必須註明這些事，幾個句子就夠了。無自發性心跳。無自發性呼吸。對疼痛刺激沒有反應。病人於……」比爾停頓了一會兒，抬頭看看時鐘。

當時是凌晨兩點二十三分，那位骨瘦如柴的命理師竄進我的腦海。我看見他將尖尖的毛筆浸入硯台，鄭重其事地在紙上描出細細的筆畫。

「他可能已經死十五分鐘了。你覺得怎麼樣？」比爾停了半晌，「不如這麼寫，病人於上午兩點零八分死亡。」

那位老命理師消失了。

我盡職地寫下比爾說的話，並且簽上自己的名字，比爾在報告上副簽後，跟我走回護理站。「你瞧，葆琳，」他把病歷放到一旁時說道：「你現在知道怎麼宣布一個人死亡了。」他咧嘴笑著。「很簡單吧？」

我點點頭。

當天晚上我輾轉難眠。就讀醫學院至今，我第一次感覺自己像個貨眞價實的醫生。我在腦海中一遍又一遍地聽到，「陳醫師宣布病人於上午兩點零八分死亡。」我也不斷回想與比爾待在病房內那十分鐘的光景。我希望重新體驗自己做過的每個環節。

到了清晨，我感覺精疲力竭。我跟著查房，完成分內的雜務，但由於睡眠不足，整個人昏昏沉沉的，不太對勁。越是回想昨晚的經過，就越覺得自己不像個醫生。我開始生比爾的氣，他居然將一個人的死亡簡化成三個步驟！我也爲自己竟然與他串通一氣而感到內疚。我想拿回病歷，撕毀我的紀錄，寫下一些比「三個步驟」更得體、篇幅更長、更認眞推敲的字眼。越是思考那份死亡報告，我就越加困惑；好似我的世界原本繞著正常的軌道運轉，現在卻減慢速度，變得搖擺不定。

那天下午我準備去找比爾時，命理老人再度躍入腦海。往後，每當我看著時鐘準備宣布病患死亡時，他總一再出現。

我突然明白爲什麼了。因爲我曾經緩緩伸手探入那個神祕的星象、天意及宿命的核心，並且將生命消逝的偉大過程，簡化成一個恣意計算出來的時刻。

3 看什麼，做什麼

在我受訓的那家醫院，每天早上七點二十分左右，新進的住院醫師會聚集在院內餐廳吃早餐。那個時間查房已經結束，資深住院醫師和主任早已前往開刀房展開當天的工作，留下我們這些資歷較淺的住院醫師，手上拿著在晚間查房前必須完成的雜事單。

在繁忙的一天當中，這十五分鐘的早餐，是我們聯合反叛的象徵。除了最緊急的狀況，我們拒絕回應呼叫。我們這群人占據餐廳最角落的桌子，一塊兒漫不在乎地吃著所謂的「心

10550

台北市南京東路四段25號11樓

大塊文化出版股份有限公司　收

廣告回信
台灣北區郵政管理局登記證
北台字第10227號

地址：

市　鄉/鎮　路　段　巷　弄　號　樓

縣　市/區　街

（請寫郵遞區號）

大塊文化 LOCUS

讀者服務卡

謝謝您購買本書！

如果您願意收到大塊最新書訊及特惠電子報：

— 請直接上大塊網站 **locus**publishing.com 加入會員，免去郵寄的麻煩！

— 如果您不方便上網，請填寫下表，亦可不定期收到大塊書訊及特價優惠！
請郵寄或傳眞 +886-2-2545-3927。

— 如果您已是大塊會員，除了變更會員資料外，即不需回函。

— 讀者服務專線：0800-322220；email: locus@locuspublishing.com

姓名：______________________ **性別**：□男　□女

出生日期：_____年_____月_____日　**聯絡電話**：________________

E-mail：______________________________________

您所購買的書名：______________________________

從何處得知本書：1.□書店 2.□網路 3.□大塊電子報 4.□報紙 5.□雜誌
6.□電視 7.□他人推薦 8.□廣播 9.□其他

您對本書的評價：

(請填代號 1.非常滿意 2.滿意 3.普通 4.不滿意 5.非常不滿意)

書名______ 內容______ 封面設計______ 版面編排______ 紙張質感_____

對我們的建議：______________________________

____

____

____

臟病特餐」，大啖那些讓人愛不釋口、心跳停止、動脈阻塞的食物：在烤過的小圓麵包中夾上大量的雞蛋、乳酪和香腸，卡路里總值相當於一整天的建議攝取量。我們一邊吃著，一邊嘲諷那些平日奴役我們、令我們大氣都不敢喘一口的主治醫師與資深住院醫師。我們學會將一整天的社交與閒聊濃縮在這十五分鐘內，當短暫的早餐結束後，我們的肚皮與心靈都十分飽足，拖著步子走向病房。

這些匆促的對話到頭來難免「三句不離本行」——我們談到工作有多麼繁重、我們得做這做那的，還有我們的生活受到工作影響而變得很辛苦。我們輪流發言，傾吐自己遭遇的慘況；畢竟，能安然度過那些恐怖狀況，並且現身早餐桌邊加入這夥人，是多麼光榮。這些故事包括：「非常」病患，也就是那些臨床症狀突然急轉直下的病人；波及六名受害者的創傷事故；當然，還有無故發飆的總醫師或外科主治醫師。我們所有人都會發言，講出來的故事一樁比一樁悲慘。大家心照不宣地認定，講出最慘痛經歷的人工作最辛苦，堪稱最佳實習醫師。

在我實習後期的某天早上，照顧羅勃茨先生的實習醫師開口說話了。大夥兒全都安靜下來，因爲我們都知道沒有人「比」得過他。約翰•羅勃茨住院的時間比我們當實習醫師的時間還要長，每個月都會換個新的實習醫師照顧他，而我們每個人都擔心輪到自己的月份。羅勃茨先生罹患克隆氏症（Crohn's disease），這種腸道炎症會導致疼痛、腹瀉、出血及消化道阻塞，而他的病情又特別難控制。他的消化道已經阻塞多次，也動過幾次手術，但這回住院時，阻塞的腸道因發炎得太嚴重，即使外科醫師的手指十分輕柔，在病人的肚子裡移動時，仍造成不少破壞。

他從來不曾復元。消化道的某一段黏在他的腹壁上，發展成瘻管。瘻管從腸管通往外界，將腹部的內容物導向最近的開口——也就是手術切口——然後流瀉出去，伴隨著帶狀綠色膽汁與片片脫落死亡組織的大量液體，日復一日濺潑在羅勃茨先生身上，破壞任何試著覆蓋傷口與瘻管的嬌嫩表皮細胞。爲了減少腸道漏出的液體量，醫療小組禁止他吃東西，改用袋裝的靜脈營養注射液支撐他的生命。護士安裝抽吸管以清除數以升計的分泌物，但他的敷料很快就浸透了，傷口附近的皮膚積滿了髒水。因此，羅勃茨先生成天待在病房，吊掛著營養液，抽吸著分泌物，浸泡在自己腸道的內容物中。

輪到我照顧他時，羅勃茨先生已經在醫院住了半年。我害怕走進病房。每天早上我進病房爲他做檢查時，他既不看我，也不看我正在做什麼。病房的簾子永遠是拉上的，整個房間瀰漫著皮膚被小腸液浸泡後產生的奇特甜味──一種淡淡的爛桃子味道。我笨拙地嘗試跟他交談，但他的回答通常很簡短。我總覺得，他的不幸有一部分是我造成的。即使我並未參與手術──事實上，除了手術沒有其他替代方案──和那一年發生的所有事相較，「進入那間房間」更讓我感覺到，自己是醫界的一分子。

羅勃茨先生很瘦，從躺在床上的孱弱身形很容易看出來。他長得挺好看，橢圓形的臉卻又輪廓分明，不失男子氣概。他個子很高，即使彎曲著雙腿，雙腳仍舊頂到床鋪底端。護士們很神奇地想出一種移動他所有裝備的方法，但我只見識過一次──陪同的護士推動桿架與小推車，上頭載著靜脈營養注射袋與纏成一團的抽吸管。我見到時嚇了一大跳，但很快平復下來，停下來跟他打招呼。羅勃茨先生打量了我一會兒，好像試著將雙眼聚焦在我的臉上，而且想不太起來我是誰。他微微一笑，然後看著我的白外套說：「嗨，醫生。」

所以，那個月負責照顧羅勃茨先生的實習醫師開口說話時，沒有人敢吭一聲。我們沉默地坐著，吃著自個兒的早餐，暗自慶幸不必當「最佳實習醫師」。

羅勃茨先生的病情並未好轉，因此主責外科醫師考慮再動一次手術。這是種激進的手段，羅勃茨先生必須孤注一擲在那極微小的希望上，冀望病情能因手術而改善，即便這麼做也很可能會使情況更複雜，但不這麼做，後半輩子就只能這麼過。即使是我們年輕人也看得出，做這種抉擇對一位還不到五十歲的人來說有多難。實習醫師正說著話時，他的呼叫器響起。他看了看說：「是羅勃茨先生的樓層。我打賭是他的護士呼叫的。」我們看著這位同事咬了最後一口麵包捲才向外走去，端著咖啡離開餐廳。

羅勃茨先生於一週後死亡，並未接受手術。隔天早上我們用餐時，他的死成了話題，幾位第二年住院醫師也加入討論。「你們知道嗎，每屆實習醫師都會遇到像羅勃茨那樣的病患，那種在醫院一待就是一整年的人，」其中一位說道。「我們也遇過一個。」兩位住院醫師點點頭，微笑著，回想起他們的「約翰・羅勃茨」。靠著早我們一年所獲得的幾千個小時臨床經驗，他們看起來比我們這些實習醫師有見識多了。

另一位住院醫師接著開口。「關鍵就是，」他說：「千萬不要成為那傢伙死掉時負責照顧他的倒楣鬼。你得盡全力讓他撐下去，直到交班給別人為止。」

在座實習醫師全都看著他。我們傾身向前，等著一針見血的妙語。

住院醫師咬了一口三明治，拿著它比手畫腳起來，像站在黑板前講課的教授。「你要盡一切力量讓這傢伙活著，因為你不想當可憐蟲，為了做死亡報告而翻遍整年的醫療紀錄。」

我們全都靠回椅背。在場的所有人，都曾生硬地爲自己幾乎不了解的病人口述出院報告——爲此必須在完成所有病房工作後，和病歷挑燈夜戰，設法藉由潦草且通常難以辨認的字跡拼湊出事件經過。我可以想見，那位醫生同僚爲了完成約翰・羅勃茨的報告，得花費整個寶貴的週末假期，坐在病歷堆成的巨塔前。

隔年，聽到下一屆實習醫師的「約翰・羅勃茨」死亡時，我想起自己照顧過的羅勃茨先生與令人尷尬的早晨拜訪、他皮膚上沾染的腸道內容物的氣味，以及每次我離開病房去吃他永遠不能吃的早餐時，那種啃噬我心頭的不安。兩年後，另一位類似的病患死亡，我和同爲住院醫師的好友西莉亞在晚餐時，一起回想羅勃茨先生的事、討論他的醫療狀況，然後才去看下一位病患。

接下來幾年，越來越多的病人從我的生命中流逝，我發現自己對於羅勃茨的記憶逐漸褪色；對我而言，他變得不那麼獨特、不那麼可悲，甚至不那麼令人害怕。羅勃茨先生的瘻管、陰暗的房間，以及唯有死亡才能終止的住院生活，幾乎從我的回憶中消失。幾年之後，關於羅勃茨先生我只記得一件事：他去世之後隔天那場早餐聚會。往後，只要醫院中有像羅勃茨先生的個案去世，我所說的第一句話便是：「你要慶幸自己不是那個負責撰寫死亡報告的可憐蟲。」

我從來沒打算在充滿瀕死之人的環境中工作。進入醫學院時，我夢想著將來能夠幫助人們。那時對我而言，**幫助**意味著**拯救**生命。我想像一間診所中充滿了令人愉快的、療癒性的、各種能起死回生的現代化配備。我也確信，大學時修過的醫學人類學課程，能使我比其他醫師更富同理心；我的病人不僅身體會痊癒，情感也得到撫慰。

但到後來，我對行醫生涯的夢想，和其他醫學院學生沒什麼兩樣。醫前期的學生大都相信，當上醫生後，他們就有能力治療及幫助病患。很少有人是爲了照護瀕死之人而選擇走這一行；相反地，他們相信自己能將人類從不可避免的死亡中拯救出來。

許爾文•努蘭（Sherwin Nuland）在他的著作《死亡的臉》（*How We Die*）中提到：「所有職業當中，醫學是最可能吸引對死亡有高度焦慮的人的行業之一。我們十分懼怕死亡；之所以變成醫生，是因爲治病的能力賦予我們凌駕死亡的權力。」我們會受到醫學吸引，有一部分是因爲我們特有的焦慮。這個行業信奉否認；在接納這項職業特質時，我們同時急切地壓抑心裡的恐懼，選擇走這一行。

考進醫學院後，我們沿著位階逐步爬升：起先是醫學生，接著是實習醫師，然後成爲住院醫師，後來甚至成爲次專科研究醫師①。在這個現代的學徒制度下，我們以受過充分訓練的主治醫師爲榜樣，他們相當於我們的臨床教授。我們仿效他們的思考過程、偏好，甚至態度。主治醫師認眞地看待他們的教學責任與職業位階。醫學社會學者查爾斯・波司克（Charles Bosk）曾寫道：「在這個無日不受控管的系統中，主治醫師的權力不容忽視。」在某些特殊科別，階級制度極具權威；從主治醫師那邊得到的任何差別待遇——不論是行動或僅是言語——都可能導致新進醫生丟掉工作。

睡眠嚴重剝奪、以工作爲中心導致私生活失序……當年輕的學生與醫師處於上述狀況時，會急切地想找出照顧病患的簡單眞理，或至少是能令人心安的教導。然而不消多久我們就會發現，病人的死亡，乃是我們的職業生涯中不可避免的部分。我們期望主治醫師提供指導，卻發覺大部分主治醫師不僅在處理死亡一事上各有困難之處，對於其態度會如何

---

①譯註：研究醫師相當於主治醫師，但以醫學研究為重點，臨床工作較少。次專科表示向肝膽、心臟、移植等特殊領域發展，所以醫術專而不博。

影響他們照顧的末期病患，也缺乏深刻的理解。就連充滿各種資料的教科書，也鮮少提及醫生如何面對瀕死病患，甚至連提都沒提。

由於缺乏諮詢與忠告，我們當中只有少數人充分學到如何照料臨終病人。最後，我們只好從個人經驗中揀選少許的寶貴支援——即使我們盡了最大的努力、用上所有知識，有時病患仍在我們的注視下死去。對大多數的醫生而言，這是個過渡儀式，極其痛苦且駭人地孤寂。即便過了好幾年、甚至幾十年，我們仍舊無法忘懷自己的第一位死去的病人。

茱麗葉這位染上肺炎的老婦人住院時，我還在讀醫學院最後一年，正在內科加護病房接受一個月的重症醫療訓練。茱麗葉的感染已經蔓延到肺部組織的大部分，她一住進加護病房，就需要用人工呼吸器協助呼吸，並借助藥物好讓她鎮定安靜。

我們在查房的那天早上初次見到茱麗葉，她看起來就像標準的ＬＯＬ②，滿頭白髮，

②編按：little old lady，嬌小的老婦人。

薄如紙張的皮膚上滿布皺紋。她閉著雙眼，路過的人若沒聽到心跳監視器的規律嗶嗶聲，一時難以分辨她是死是活。在芝加哥的冬季，染上肺炎的老年人會一再地出入醫院——茱麗葉的醫療狀況算是我們的「衣食父母」，因此，負責加護病房的住院醫師將她指派給我。我得將她視爲自己的病患。

每天早上，我將聽診器貼在茱麗葉的胸膛。起初，我好不容易才能聽到感染的肺部所發出的典型「嘎扎」聲；聲音很遙遠，好像來自另一個房間。三個星期後，我光是站在她床頭，不用借助任何器材就聽得到粗嘎的呼吸聲。

我們給茱麗葉更多的抗生素，但它們的作用不過就是施加恰恰足夠的物競天擇壓力，讓最適合生存的細菌存活。隨著日子一天天過去，越來越多帶有血絲的綠色痰液從茱麗葉的呼吸管湧出；那些都是免疫系統造成的傷亡，也就是被殺死的白血球所構成的。最後，這些打不倒的菌種以及茱麗葉的免疫系統所分泌的各種毒素，導致她多重器官衰竭。起初是她的呼吸系統喪失功能，接著是腎臟與心血管系統。她先是需要呼吸器，後來又得做血液透析治療，以及持續輸注藥物以維持血壓，好讓足夠的血液流入腦部。

經過三週的療程，茱麗葉變成一具軀殼；她的生命仰賴藥物、醫學專家和心存畏懼的醫學生維繫，後者得留在加護病房守護她。

茱麗葉住院期間，她結縭超過五十年的丈夫約瑟夫盡可能天天來探視她。這可不是件容易的事。那年冬天是芝加哥最嚴寒的冬季之一，而且沒有子女或親屬可以協助約瑟夫前往醫院。約瑟夫身高肯定超過六呎，身形瘦削——伊卡布・克萊恩（Ichabod Crane）③若活在八〇年代的芝加哥，我猜他老了就是這副模樣。約瑟夫穿戴黑外套、帽子和手套出現在茱麗葉床邊，身上散發一種樟腦丸與發霉地毯混合的氣味，聞起來就像我妹妹的老鋼琴教師住家的氣味。他半透明的皮膚在臉部和鷹勾鼻繃得很緊，看得到表皮下糾結的微細血管，以及太陽穴處呈S形、隨著講話跳動的動脈。他的眼珠是藍色的，眼角積著眼屎；在某些光線與角度下，虹膜會閃現光芒。茱麗葉住院的那天早上，他在擁擠嘈雜的急診室等了好幾個鐘頭，妻子才在加護病房安頓好，因此他顯得很疲憊。

③譯註：電影《斷頭谷》（*Sleepy Hollow*）中的驗屍官。

茱麗葉與約瑟夫住在城外一間公寓。兩人都是國中教師，五十五年前因爲執教的教室正好相鄰而結識。那整個學年下來，兩人只是互相微笑打招呼。後來約瑟夫鼓起勇氣邀茱麗葉外出晚餐，半年後他們結婚了。我問約瑟夫，他第一次見到茱麗葉時有什麼感覺，他說：「她是世上最美麗的女人。」我偶爾會聽到同學如此讚美女友，通常我會取笑他們過於誇張。但是，與妻子結縭超過半個世紀的八十五歲老人說出這句話，語氣又那麼輕描淡寫，令我無言以對。

茱麗葉與約瑟夫膝下無子，但他們將自己奉獻給對方，以及城市的公立學校系統；兩人退休時，服務年資加起來將近一百年。隨著時光流逝，他們看著年齡相近的手足及友人先後離開人世，最後，他們的社交圈子只剩下住在另一州的遠房姪兒，以及各地療養院的一些朋友。由於健康狀況還算良好，他們逐漸建立一種寧靜的作息。用過早餐，兩人一起外出散步；晚餐前，他們讀一會兒報紙，寫些短信和幾位還健在的朋友聯繫，盤算著怎麼處理隨同下午的郵件送來的帳單。

茱麗葉住院當天凌晨，約瑟夫發現太太變得很嗜睡。上個星期她開始咳嗽，住院的前一天發起燒來。那天清晨約瑟夫發現，茱麗葉連回答他的問題都昏昏沉沉的，於是他打電話叫救護車。不到一個小時，妻子被診斷出罹患肺炎，性命堪虞。其實茱麗葉一週前就已經感染，但是沒出現什麼臨床症狀，卻在一夜之間病情急遽惡化，導致她呼吸困難，無法維持足夠的氧濃度——呼吸困難妨礙她把該呼的氣吐出來，無法排出身體產生的二氧化碳。到了清晨，體內累積了大量的二氧化碳，多到足以麻醉她的腦部。

率先抵達公寓的醫務輔助人員在茱麗葉臉上掛上塑膠氧氣面罩，迅速將她搬上擔架，送進救護車。救護車前往醫院時閃著燈，警笛聲大作，駛入凌晨的黑暗中，留下約瑟夫在現場——他得想辦法跟上去。他有足夠的錢搭計程車嗎？地鐵開始營運了嗎？妻子不在身邊時，他有辦法自己穿越城市找到路嗎？

約瑟夫抵達急診室時，醫療小組正團團圍著茱麗葉。儘管補充了高濃度的氧氣，她的動脈血液氣體（動脈血中的氧氣含量）仍然極低，相當危險。此外，由於她奮力吸入足夠的空氣而精疲力竭，再加上血液中的二氧化碳濃度偏高，讓她越來越嗜睡。約瑟夫進入茱麗葉的病房時，正好目睹醫師將一根管子插入妻子口中，以幫助她呼吸，但也使她無法開口說話。由於喉嚨插著塑膠管相當難受，醫生同時爲她注射鎮靜藥物，以免她掙扎反抗。

約瑟夫很快走到茱麗葉身邊，試著握住她掙扎的手。在那一刻，約瑟夫只記得他對仍保有意識的妻子所說的最後一句話是：「我在這裡，茱麗葉。我在。」約瑟夫事後告訴我，妻子聽到這些話後，動了動眼皮，並咬住呼吸管。急診室人員見狀，便施打更多的鎮靜劑，以防她緊咬呼吸管導致窒息。後來，茱麗葉再也沒有恢復意識。

茱麗葉住院將近四週，頭幾天，內科加護病房的醫療小組進行一天兩次的查房時，會從病症的各方面探討惱人的細節。我們重新檢視每份檢驗數據，考慮如何調整抗生素，並且討論呼吸器的各項設定。那個月的加護病房主責醫師是個優秀但性急的年輕診斷專家，雙眼不時會跳動——那是一種神經質抽搐，常見於極度聰明的人身上。他的姊姊和弟弟同樣是這間醫院的醫師，他們三人及其傳奇的臨床技巧，以王者之姿掌控了整個醫學中心。姊姊和弟弟以和善的處事風格著稱，但他自己在實習醫師之間卻享有「硬漢」之名。每次查房報完病例後，他會冷峻地拷問實習醫師和住院醫師，盤問每個病例的細節；對那些分別支持不同治療選擇的研究報告，也不輕易放過。

隨著我們的治療對茱麗葉越來越不管用，主治醫師與住院醫師對這個案例中的細節便越來越興趣缺缺。她住院三週後，我剛報告完治療計畫，這群查房的醫務人員已經移往下一位病患。一天早上，我很快提及我看到茱麗葉的鼻胃管引流出一些血絲。主治醫師原本已經走向下一張病床，聞言停下腳步。他走回我面前，拎起管子查看暗紅色的血絲。他端詳著茱麗葉因病而腫脹的身軀。「你何不就用那根鼻胃管、空針和冰冷的生理食鹽水沖洗她的胃？」他建議。

我知道這麼做是要治療胃出血，但我希望他多講一些。茱麗葉的病情有了新變化，主治醫師理應多加關注。我見過類似的案例，知道這種情況有時需要腸胃科或外科專科醫師介入處理。有些病患甚至會喪命。

「你要當外科醫師，不是嗎？」他問我，我點點頭。「那你可以處理這件事，」說完他便離去，留下我握著茱麗葉染血的鼻胃管。他對團隊其他成員眨了一下眼睛，不過那或許只是他神經質的抽搐——至少當時我是這麼說服自己的。他繼續下一床的查房，沒有再回到茱麗葉的病房。

護士與我仍每天幫茱麗葉翻幾次身子，清理她背部與臀部越來越深的潰爛褥瘡。皮膚上滲血發紅的凹洞，標記著哪些部位因體重壓迫導致骨頭蝕穿皮膚。床邊的呼吸器上頭有個手風琴形狀的肺量計，在它持續發出的喘鳴聲與嘶嘶聲伴隨下，我們清潔茱麗葉的呼吸管，並且用細長柔軟的導管，將阻塞肺部的黏液抽吸出來。我們將紅色橡膠管送入呼吸道深處，使得茱麗葉發出陣陣咳嗽，呼吸器的控制機轉便跟著啓動，發出哨音、鳴叫聲及紅色閃光。雖然她本來處於鎮靜狀態，這陣發的咳嗽仍使她痛苦地瑟縮，弓起身軀，雙手狂亂地伸向床欄。

有時候護士會要我幫茱麗葉抽血。由於茱麗葉的臂膀腫脹，加上靜脈經無數次穿刺後結了疤，這項任務變得越來越困難。有一回，一小滴血從針筒濺出來，讓我懊惱不已，因爲那是好不容易才抽出來的。那血漬還留在我繼續穿到現在的木屐上，顏色幾乎與當天看到的一樣深。

只要看到約瑟夫，我就會上前和他聊一聊。我納悶著，每次我們請他到房間外頭，以便讓我們照顧他妻子時，他感覺如何。我想知道，他有沒有聽到尖銳的警鳴聲，或者茱麗葉的呼吸管所發出的粗嘎嗚叫聲。我想問他是否看到成堆骯髒的亞麻床單，上面浸染著醫院的清潔劑與妻子的汗水及體液混合的難聞氣味。我也想爲了每次他依我的要求步出病房後，我對他的妻子所做的傷害而致歉。我想問他，會跟他討論妻子病情的只有護士和醫學生，是否令他不滿。我想向他解釋，並不僅僅是因爲加護病房中有許多病人需要照顧，主要原因是，醫生對於只有唯一結局的病例已經失去興趣。

我急切地希望擁有主治醫師的職權，好將自己所知全數告訴約瑟夫，同時也慶幸自己不必負責告訴他，妻子正步入死亡。但是，當我走向約瑟夫時，卻以最富同情心的表情隱藏那些念頭，只問他要不要一杯水或咖啡。我倆心知肚明，我身處醫療圖騰柱的最低位階，無法提供更多。接下來，我們沒話找話講，聊聊天氣，或者最近的頭條新聞。

我擔心約瑟夫。他總是獨自前來，有些時候，他看起來簡直就像被芝加哥惡名昭彰的風給吹進來的幽靈。我坐在茱麗葉病床對面的護理站，暗自看著約瑟夫探訪無意識的妻子。約瑟夫越來越常在妻子床邊打盹，他的頭靠著病床的安全護欄，卻仍緊握妻子的手。他沒注意到我走向茱麗葉的病床，就連我試著跟他聊兩句，他也心不在焉。他的臉頰不時出現刮得參差不齊的鬍渣，皸裂的薄唇周圍偶爾會留下一圈乾掉的白色牙膏。約瑟夫身上的氣味也變了；除了樟腦丸和發霉地毯的味道，現在還夾雜著微微的尿騷味。

茱麗葉病逝那晚，芝加哥遭逢十年來相當嚴重的一場暴風雪。資深住院醫師打電話給約瑟夫，通知他妻子可能撐不過今晚。我知道約瑟夫要到醫院沒那麼容易——收音機不斷廣播，因為缺鹽，所以要到隔天早上才能鏟除路上的積雪。前一天晚上我因爲待命值班而留在醫院，此刻正設法只靠一套換洗衣服撐過好幾天。

我坐在正對著茱麗葉病床的護理站，盯著她的監視器。心跳開始減緩，原本規律的波形變成鋸齒狀的不規則——那是垂死前的收縮。我知道約瑟夫沒有太多時間可以見茱麗葉最後一面了。在病床另一頭，我跟護士靜待著監視器信號永久歇止的時刻，那個信號通知我們宣告茱麗葉死亡，接著整理她的遺體，移往停屍間。

約瑟夫抵達時，他拉出常坐的椅子，脫下黑色的帽子、手套和外套。他坐下來，一隻手穿過病床的金屬護欄，以冰冷的手握住茱麗葉的手。他低聲對妻子說話，將自己老邁的頭部俯靠在她的頭上。護士關掉茱麗葉病房內嗶嗶作響的心臟監視器，輕柔地拉上床簾，將他們兩人圍在裡面。

終於，約瑟夫手上掛著外套，從房間走了出來。我一直看著護理站監視器的畫面，知道茱麗葉的心跳停了。我走向約瑟夫，關心他如何頂著外頭的暴風雪走回去。我不知道還能說些什麼。當時沒有其他人可以跟他說話，住院醫師與主治醫師已經不見蹤影。約瑟夫搖搖頭婉拒我提議的協助，自個兒走出加護病房。

十五年後的今天，我依然能看到那位瘦高、身影如鬼魅的男子離開加護病房。黑暗的走廊空無一人。窗外，雪片寂靜地飄落在芝加哥街道上；亮光射進窗戶，牆上微微閃動。

是否有可能改變醫師照顧瀕死病患的方式？

九〇年代中期，有個研究小組嘗試藉由一項研究美國的臨終照護現況的重大計畫，解答上述問題。利用募集到的幾百萬美元資金，SUPPORT 計畫（Study to Understand Prognoses and Preferences for Outcomes and Risks of Treatments）④首先評估數百名醫師與健康照護工作人員所提供的照顧品質，他們負責照料幾千名接受病危宣判的病患。

初步研究結果令人失望。這些末期病患有頗高的比例，將生命的最後幾天耗在加護病房中。大部分的醫生並不清楚，病人希望醫生爲他們急救到什麼程度才放棄；而且根據家屬所言，半數以上臨終前仍保持清醒的住院病人抱怨，住院期間至少有一半以上的時間，感受到中度或重度的疼痛。

上述現象似乎肇因於溝通及訊息掌握不足。取得初步研究結果後，SUPPORT 小組討論

④譯註：探討疾病預後、期望的結果以及治療的風險所做的研究調查。

出各種可能的因應方式。他們決定，盡可能採取最強烈的介入方式。他們雇用受過專門訓練的護士，這些護士和病患及家屬談病情診斷、對預後⑤所掌握的情形，以及治療方式的選擇。接著，護士再定期與病患的醫師及院內員工溝通。依據跟病患和家屬的面談結果，以及複雜的電腦模擬程式算出的存活預後（survival prognosis），研究人員密集做出報告，並將之納入病歷中。

然而，這些耗費工夫的介入手段帶來的結果，完全出人意料：積極干預達兩年後，SUPPORT小組「找不到」明顯的進步。在生命的最後幾個月，末期病患仍然接受積極性治療；其中有許多病患是在加護病房進行治療。很高比例的病患在臨終前仍舊抱怨，自己感受到中度至重度的疼痛，此外，許多醫師並不清楚，自己的病患在生命垂危時，是否願意使用心肺復甦術與人工維生系統。

爲什麼所有試圖改進情況的努力均告慘敗？

---

⑤編按：「預後」指醫師根據經驗預測疾病會怎麼發展。

臨終照護專家提出幾個可能的解釋。其一，醫生或許是不忍打擊病患的樂觀心態，所以繼續給予積極性治療，以維持病患的一絲希望。另一個理由可能是：我們的醫療系統過度專科化；由於瀕死患者常由許多專科醫師共同照顧，卻沒有哪位醫師專職負責協助病患做出臨終的抉擇。到頭來，有關這些末期病患及棘手的相關討論，幾位醫師往往互踢皮球，直到這個話題逐漸被遺忘，抑或變得無關緊要。

此外，可能還有經濟面或法律面的理由。對某些醫師來說，拉長照護時間能增加一點收入。然而醫師繼續積極照護病人，往往是爲了「避免法律訴訟」——有時還是非常不合理的指控。他們或許會擔心，法庭把不那麼積極的照護方式解釋爲「應注意而未注意」，甚至認定因爲照護不夠積極而加速病患死亡。醫師也會猶豫要不要給病患足夠的藥物以控制疼痛；因爲他們猜想，高劑量的麻醉藥物處方會被解讀爲「不負責」甚至觸法。

這些情形委實令人沮喪。病患或許也有一部分責任，因爲他們擔心會引發醫師潛在的負面反應，因而對於是否該堅持自己的想法也存有疑慮。有些病患也許會遵循文化信仰，認爲醫護人員帶有偏見、不願提供「無微不至」的照料。有些病患試圖維護外在的尊嚴，刻意忽視旁人的建議，不讓醫師知道自己眞正的心願。此外，有不少病人否認自己罹患致命疾病——癌症晚期住院病患有高達百分之十處於高度否認狀態，另有百分之十八表現出中等程度的否認。對於某些瀕死病患來說，這種妥協機轉雖然確實有正面幫助，但對於其他病患而言，「否認」導致「不合理的期望」，也使得他們無法在生命結束前做出所有必要的安排。這種否認的心態，也可能是憂鬱的指標之一。

不管是上述哪種因素導致該研究計畫得到令人失望的結果，它很清楚地顯示：參與研究的醫生仍舊依循自己的心理架構行事，無視於外界改進醫病雙向溝通的努力。研究者儘管費盡心力，醫生仍未改變。瀕死病患，仍是令醫生侷促不安的巨大源頭，他們巴不得避而遠之或視而不見。

不論你是不是醫生，對許多人來講，這種侷促不安的感受並不陌生。不管如何，大多數的人寧可不去想死亡這件事——即便只是偶一爲之——更不用說日復一日直接面對它了。不過，既然每個人都會死亡，經常在病患生命最後幾天守護著的醫生，所扮演的角色的確很重要。關於SUPPORT研究計畫的結論，最重大的意義，並不在於美國國內瀕死病患令人氣餒的處境，而是在於：我們醫生對於自己功能失調的焦慮狀態已喪失內省能力，以及這種焦慮如何長存於我們的醫療系統之中。

我們醫生所信奉的這些根深柢固的觀念與作法，不像外科手套那樣，可以很容易地讓手滑進去或者「啪」地一聲扯掉。甚至早在我們決定成爲醫者之前，它們就存在了，而且被隱形但極強勢的職業價值觀烙印在腦海中，直到執業的最後一天。就算盡了最大的努力以求改善，「學徒制」系統仍舊不斷孕育出無法以人道方式照護瀕死病患的醫者。隨著每次從主治醫師那邊學習，還是將來指導醫學生，醫生面對死亡的消極態度便這麼一再被強化。

就像臨床醫學常講的，「看什麼，做什麼，教什麼。」(See one, do one, teach one.)

面對疾病時，醫生會試著改進治療方式；但面對死亡時，我們非但沒有這麼做，卻像職場上的老前輩那樣，以無效的方式去應對。對於死亡深植的疑懼也因此一再地複製、繁殖，就像某些悲劇性的遺傳疾病和可怕的基因異常，在不知情的狀況下一代傳過一代。

我當第二年住院醫師時認識了凱。當時她已經將近七十歲，是開刀房的接待員。凱出生於波士頓中產階級家庭，大學畢業沒多久就結婚，生了兩個兒子。三十多歲時，她在麻州西南部地區創業，負責承辦餐宴。後來，就如同其廣告所言，該區每一場結婚、畢業、退休、商業活動的餐宴只要有她出馬張羅，必然「倍增優雅」。

看舊時照片，凱年輕時是高䠷苗條的女子，擁有女星凱瑟琳・赫本（Katharine Hepburn, 1907–2003）的高聳顴骨與熱情的眼神。她穿著合身洋裝，戴著白手套和帽子，活脫脫是五〇年代黑白時尚照片中的人物。我認識凱時，她雖然仍保有那種超越眞實人生的光芒，但看起來簡直和照片不是同一人。五十出頭時她沉溺賭博、喝酒等惡習，不到五年便喪失了事業、婚姻，以及自尊。我所認識的凱，總是在她六呎高的骨架上套著寬鬆的運動長褲和假日主題的鬆垂毛線衣，從不化妝，很少佩戴首飾，住在塞滿了舊耶誕卡、照片以及冷凍減肥食品盤的小型公寓套房。她的惡習只剩抽菸一項。除了開刀房的工作與定期出席戒癮協會，僅有一件事還占據凱的生活——她所照顧的愛滋病患。

凱的長子，她摯愛的馬修，在凱結束戒癮療程後沒幾年死於愛滋。看著馬修去世，促使凱將無數時間花在瀕死的愛滋病患身上。有時我會懷疑，凱或許是因爲沉迷於賭博和酒精那幾年對兒子疏於關心，所以現在強迫自己去愛其他人的孩子。不論她的動機爲何，凱變成紐哈芬市愛滋團體中眾所周知的人物。當病患家屬囿於顏面而不肯支持病患，凱毫不猶豫地提供病患愛與慰藉。

最後兩年住院醫師訓練期間，我搬進和凱只隔一條走廊的公寓。有時我在醫院連續四十小時值班累壞了，便拖著步子走到凱的家，聽她講馬修和其他愛滋病患的故事。有位病患叫約翰，他不方便出門，但父親又躲著他，必須有人幫忙處理送洗的衣物。還有琳達，因爲湊不出錢而無法按照約診時間去看醫生。珊卓只剩下幾週壽命，卻仍舊與家人失和。

凱永遠在那裡幫助他們。

對幾乎所有人而言，她似乎永遠在那裡；包括我這個住在附近的外科住院醫師，也經常找她抱怨工作和男朋友的事。某天傍晚凱敲了我的房門，希望我提供專業上的協助。住在我們公寓八樓的一對年邁天主教神父兄弟——凱在兩位神父的波士頓教區長大——分別出現兩種外科問題；一位是鼠蹊部疝氣，另一位是糖尿病足潰瘍。凱一向都負責發配藥物給他們，並且安排他們冬季到佛州旅遊。她希望在成行前，我能先幫忙檢查一位神父的鼠蹊部與另一位的雙腳。接下來那個月，我在傍晚下班後花上幾小時陪伴比爾神父與約翰神父，檢查傷口與按摩雙腳，並在凱協助他們上下床時幫點忙。

我離開紐哈芬搬到洛杉磯接受次專科研究醫師訓練後，仍然與凱通信。事實上，信大部分是凱寫的，因爲我的工作相當忙碌，幾乎連睡覺的時間都沒有。第一年，我只有一次爲期四天的連續假期，凱要我回紐哈芬跟她碰面，我依約前往。她剛剛用極好的價錢買到一輛二手白色凱迪拉克，相當開心。她帶我到外頭欣賞車子，隨後我們回到她擁擠的小角落喝茶。離開前我們拍了照。在這些照片中，凱高我一截，過大的老花眼鏡正好凸顯出她棕色的大眼睛。我記得當時是耶誕假期，因為照片背景中的窗戶懸掛著裝飾品。她穿了件T恤——中央印著紅色的愛滋病彩帶，彩帶交叉形成英文字母O，代表「希望」（Hope）——搭配紅色高領毛衣和白色長褲。在華人世界，傳統上把白色當成死亡的顏色；我記得當我告訴凱，可能不該穿這套服裝照顧愛滋病患時，她還笑了出來。照片中的我正在微笑，而凱正以左手拭去淚水。她看起來強壯又健康。

半年後我接到凱的信，提到她的肝臟長了個惡性腫瘤。「**你了解這種病嗎？**」她知道我專攻肝臟手術，所以認為我或許能幫她。我打電話跟她要X光複製片和切片報告。凱在電話那頭頗為樂觀。「噢，沒什麼我應付不了，」她說：「何況，我還有自己的病人要照顧哩。」

凱的肝臟切片顯示，腺癌是從不明原發部位轉移而來，惡性腫瘤已經轉移到肝臟。裝切片報告的同一個袋子裡，還裝有凱的電腦斷層複製片。我將片子舉高對準光線，看到恐怖的影像。這些腫瘤就像生長在凱肝臟裡面的黑洞，肝臟的每個節段都布滿了窟窿，好像黑幫火併遭掃射的軀體。凱只能再活幾個月了。我將她的報告與片子交給我服務的醫學中心的專家，他們也同意我相當不樂觀的預測。凱僅能選擇做化學治療，但得到改善的機會微乎其微。我打電話給凱，告訴她這個消息。她在電話中仍然顯得樂觀。紐哈芬的醫師早已告訴她同樣的訊息，她打算下週開始進行化療。

我沒再打電話給凱。

半年後的某個傍晚，以前的住院醫師同事卡萊留了一則語音留言給我。她跟凱也很熟。凱現在正在接受安寧照顧，常常提起我。卡萊說她只是想告訴我凱的現況。我聽完留言忍不住哭了，卻沒有回電給凱。

一個月後卡萊再度來電。「凱快死了，」卡萊說，彷彿我不清楚凱的預後。「她的日子不多了。」我告訴卡萊說我最近工作很忙，但真的有打算回電。我答應隔天就打給凱。

一個星期過去。每當我在工作時看到臨終病患就想到凱。事實上，那個星期我幾乎無時無刻不在想她，但就是無法鼓起勇氣打電話。某個下午我獨自坐在辦公室時，翻到一張凱一年前寫的信；當時她還不知道自己得了癌症。信末，她以一貫寫信給我的方式作結，筆跡粗獷而張狂，就像凱本人的風格：

我爲你祈禱，葆琳。我祈禱歲月會對你比較仁慈。

愛你的，凱

我拿起電話打給凱。電話那頭的聲音聽起來欣喜若狂。她隨即原諒我先前沒打電話。「我知道你很忙，」她說。我問她現在覺得怎麼樣，她說有點痛，但安寧照顧的人對她很好，而且其中一位她最喜歡的神父喬治也會定期去看她。「我可能只剩一個星期了，」她告訴我，所以她很高興聽到我的聲音。「葆琳，我一直在想，我終於可以跟馬修相聚了。」凱一定聽到我的聲音在顫抖，因爲她接著說：「我現在並不覺得痛苦，葆琳。我眞的很舒服。」

幾個月後，我接到凱的另一個兒子湯姆的來信。凱在我們通電話的一週後過世，毫無痛楚，十分平靜。湯姆感謝我與他的母親爲友，信中還提到，我們的友誼對凱的意義十分重大。我看著隨信附上的追思會程序表，發現祈禱文正是凱最愛的幾首之一，上頭印著凱在微笑的照片，就像我記憶中的她一樣。我突然覺得心臟從胸腔中消失，徒留一個連肺都無法填滿的空洞。我很想哭，但克制住了，卻將信件塞進書桌抽屜最遠的角落。

在我的訓練過程中，某個夢境不斷出現。我在一棟大建築物中走來走去，想找個房間住下來。建築物很黑，幾乎沒幾扇窗戶，而且我走進的每間房間若不是太小，就是太大。到後來，我找到一間大小適中的，房裡有一扇窗戶，窗簾微微拉開。起初我必須瞇著眼並且遮住眼睛，因爲我在黑暗中待得太久，連這麼點光線都感到刺痛。

我不確定自己是否想要這間房間。等眼睛適應光線後，我走向窗口，陽光照在臉上的溫暖感覺十分舒適。我想拉開窗簾，探頭出去，讓陽光充滿整間房間。就在這時我醒了過來。

我的瀕死病患及其家屬對我的人生影響極爲深刻，以至於多年來他們不時在我的夢境中盤桓，儘管有時候是以最抽象的形式呈現。這一行有許多複雜的面向，而他們提醒了我不該忽視的人性面；這是我的訓練過程中未曾料到的發現。

外科訓練的信條之一是：如果你一再地重複開某種刀，過程的每一步驟就會變成第二天性。不過，當這些步驟組成一個基本架構後，那些在重複練習時無法預見的併發症，將變成我們最大的挑戰。面對闌尾破裂流出的內容物，設法繞過結疤的腹部裡頭糾纏相黏的腸道，或者試圖止住肝硬化病人危及生命的噴湧鮮血，凡此種種經驗，爲我們的外科技術帶來眞正的智慧與靈巧。

成爲醫生的過程，跟這沒什麼不同。如同外科的訓練過程一樣，同僚與我藉由照顧病患來練習**當**醫生；但擾亂熟習的常規的，卻是末期病患、哀傷的家屬，甚至死亡本身。我從未想過以這麼貼近的方式處理瀕死病患，或者這麼直接面對死亡。

就像手術房中無法預見的併發症一樣，我的工作中這些料想不到的發現，或許比其他事情更能挑戰我，使我成爲將來會變成的那個外科醫生。

第二篇

行醫

4　非正式課程

有兩年多的時間，我很害怕刷手。光是開頭就教人難以招架；每當我從刷手台上那些消毒好並包裝好、上好刷手液的刷子中拿起其中一支，很多刷子便會跟著掉落、向我撲過來，好像旅鼠爭相投入大海似的①。實際的刷手過程更讓人卻步；每天早上第一台刀之前都必須做這十分鐘刷洗程序：「每一面各刷二十次，且必須超過三十秒」、「左右手手指各刷一分鐘」、「手背刷一分鐘」、「手掌刷一分鐘」、「左右前臂的內外側各刷一分鐘，不要超過手肘」。

每天早上，我近乎癱瘓無力地站在刷手台前。我說服自己，刷手技巧不好，會使得手臂上詭計多端且繁衍迅速的細菌，跳到不知哪個病人身上，造成重大災難。此外，我不敢想像萬一發生這種事，我的下場會如何。刷手台前的一個錯誤，足以抹殺我成爲當天「有前途」甚至「有貢獻」的醫學生的期望；相反地，我將會成爲「受到污染的醫學生」。而且，在這麼多年的學生生涯後，**那**將是最慘重的失敗。我會在眾人面前——包括外科主治醫師、住院醫師、麻醉醫師、護士、開刀房技術員，甚至熟睡的病人——被護士逼著回到水槽前，「回去把手再洗一遍！」他們的警告聲劃破神聖的寂靜。這種情形在我身上發生過五、六次，簡直令我羞愧得無地自容。

到後來，經過實習醫師階段的努力，「刷手」成了第二天性。我閉著眼睛也能平順地扭動左膝，打開非手控式水龍頭，讓水和緩地流出來。我開始喜愛某些品牌的肥皂，和那有

①編按：指知名的旅鼠集體自殺現象。當旅鼠數量過多時，會一群接著一群從海岸邊朝向海中游直到溺斃，似是為了減輕鼠群的生存壓力。

橙黃色海綿及軟毛的刷子。整晚熬夜工作，大清早又匆促完成病人的查房後，水槽前的十分鐘讓我得以舒緩地喘息，是狂亂的一天當中少數能夠沉思的時刻。

這麼多年下來，我幾乎沒有改變刷手的方式。即使在新英格蘭的隆冬、深受風寒效應②的影響，我仍舊依照學生時代習得的方法刷手。我會先讓水流瀉而出，將雙臂抹上肥皂後來回移動刷子，直到絲綢般的白色泡沫布滿每一寸皮膚。刷洗時我會抬起頭，從水槽上方透過牆上的小窗看進開刀房。我看到病人由擔架床移到手術台，麻醉醫師正從容不迫地調製藥物讓病人安睡。有時，我感覺到刷子尖銳處造成皮膚的灼熱感，但隨著我將刷子移往手臂其他部位，繞圈刷洗動作使我再度出神，這種感覺就會消逝。

十分鐘後，我把刷子丟進廢物籃，將手伸進溫暖的水流。將肥皂泡都沖進水槽後，我再度感到刺痛。經過例行的洗手儀式，皮膚清潔得發亮，但皸裂的雙手手背蔓延著參差不齊的紅色細痕。

---

②編按：風寒效應是指人在氣溫（溫度計的測量值）相同但風速不同的環境中，主觀感受到的溫度並不相同。風越大，被帶走的熱量越多，人就越感覺寒冷。

我的年輕歲月都花在學習怎麼當醫生。醫學院畢業後，我接受一般外科實習醫師與住院醫師的訓練，共計五年；其間還穿插兩年的癌症研究與受訓，最後再以兩年的移植與肝臟手術次專科訓練作結。總共花費九年光陰——整整九年的臨床外科生涯。

很多人——尤其是即將選擇專科的醫學生——曾經問我，花這麼多年受訓是什麼感覺。我通常都這樣回答：臨床訓練就像神職訓練；你所選擇的領域是一種召喚，而這種召喚要求你隔離塵世好幾年。這種回答帶著浪漫色彩，我很喜歡；而在受訓的九年之中，我幾乎深信不疑。畢竟，「照顧病者」的神聖性，幾乎就像「接受召喚」一樣。

不過就在第九年，我的想法有了改變。有一回，我為了協助進行一項困難的移植手術而整晚沒得睡；因為受贈者的肝動脈不斷地撕裂。肝動脈是提供移植肝臟含氧血的主要管道，因此，把新動脈與受贈者的動脈縫合這項重建步驟，是病人預後的最重要指標之一。如果操作得完美無缺，能讓病患在一週內恢復，並且在一個月後回到門診，看起來好像你從來沒在他們身上動過手腳。但做得不完善則會導致器官衰退，令病情急轉直下，導致肝衰竭甚至死亡。在醫學上，很少有因果關係這麼涇渭分明的例子。

那天晚上，每一針都齧蝕掉一小塊受贈者的動脈，每次嘗試都讓殘端變得更短、更破碎。經過三次嘗試，我們終於讓新舊血管完美吻合，能夠隨心跳搏動。那時，已是凌晨四點。

凌晨四點半，手術的主要部分已經完成，主治醫師讓我的摯友、同爲外科研究醫師的蘇珊與我一起把病人的皮膚闔起來。我們倆總共已經站了超過四十八小時。爲了加速我們的工作步調以免我們撐不住，體貼的護士開始播放「關門音樂」——一種充滿節奏感的舞曲。我雙手的肌肉因開刀而作痛，兩隻腳掌也不斷抽動。經過這麼多年我已經了解，這些，都是我即將精疲力竭的主要徵候。

最後一針縫上後，蘇珊抬頭看著我。即使她戴著手術口罩和圓凸的頭戴式手術放大鏡，仍難掩她的疲憊。早在幾個小時前，我們有一搭沒一搭的對話就停了，現在我們最期待的，就是回家睡覺。所以，蘇珊再度開口講話時，我嚇了一跳。

「訓練就是這麼一回事嗎？」蘇珊問我。蓋上敷料之前，她拿無菌溼布擦拭病人皮膚上的血跡。她沒等我回答，自顧自地講下去：「你或我，我們會一直重縫那條肝動脈嗎？」她笑了笑又說：「我每次都祈禱順利成功，好讓我回去睡覺。」我並沒有回答，不過我的沉默足以表達我的贊同。蘇珊繼續說道：「但是老闆，」她指的是我們的指導醫師，「他不肯就此放手。」

我們倆從手術台退下，剝去身上的手術衣和手套。不論疲累與否，光憑我們兩人加起來共十五年的訓練年資，誰也不肯承認我們所歷練的一切毫無意義。

「或許訓練就是一再重複做正確的事，」蘇珊最後說道，「到後來，你無法接受其他結果。」她停了半晌又補充：「即便你已經累壞了。」

隔天，我思索著蘇珊的話。六個月後我完成訓練時，再度想起這些話語。當我終於能獨當一面處理這些肝動脈時，我了解到她講的沒錯。不論再怎麼疲憊，或生氣、快樂、忙碌，進行到那個重建步驟時，其他事情都從我腦海中消失，只剩那些在細如鉛筆的動脈周圍所做的，單純、完美且能負荷張力的縫合。

經過這次討論，我開始注意到，蘇珊的觀察也適用於肝動脈以外的情況。有些步驟經過這麼多年無數次的練習後，已經變成我自身的一部分，就像刷牙洗臉那樣自然。

經過九年的臨床訓練，我很難接受以不同方式操作這些臨床步驟。事實上，我相信沒有第二種作法了，因為這些程序已變成我執業品質的保證，是它們讓我成為好醫師。

大部分的醫生終其一生都在努力專精自己的工作。我們希望病患愛戴我們，同事尊敬我們，家庭和社區以我們爲榮。而我們未來的專業成就，全奠基於訓練過程。一開始，我們對訓練抱持著盲目信仰，願意奉獻大部分甚或全部的年輕歲月，壓抑對外界事物的興趣，相信到頭來自己會「修成正果」。

在這個過程中，醫院變成我們的臨時家園，主治醫師、住院醫師和護士則成爲我們的替代家屬。當我還是住院醫師時，每年有兩次負責向申請住院醫師訓練的醫學生介紹醫院環境。當我們來到院內餐廳或五、六位住院醫師共用的雜亂值班室時，我總是說相同的話。「這是我的廚房，」我會這麼說。「那是我的臥房。」醫學生聽了總會咯咯地笑，但他們自己當了一年的實習醫師後，也會對新人說同樣的介紹詞。

到後來，就像孩子一樣，我們學會擁抱新家庭的價值觀。比方說，住院醫師訓練具有強烈的口述傳統。資深住院醫師告訴初入行者某些傳聞與實況，在訓練過程中將文化傳給繼任者。就像寓言故事一樣，這些軼事傾注了職業價值觀。在訓練初期那幾年，我饑渴地將這些故事狼吞下肚，急著學習它們，以建立和其他住院醫師相同的信念。它們重建了我對醫界的觀點，讓我找到自己的方向；而我剛萌芽的臨床經驗，也證實了這些不可動搖的眞確性。

醫療社會學家很早就了解，臨床訓練所包含的，不只是學習疾病與治療。經由醫學訓練中所謂「非正式」或「潛在」的課程，年輕醫生逐漸融入這個擁護某些行爲或情緒規範的醫界傳統。行話術語、微妙的姿態、未明說的決策，以及各種傳聞，都匯入這個價値體系。藉由吸收潛在課程帶來的啓示，年輕醫生從門外漢轉變爲眞正的醫生。而最珍貴的啓示，都和成規之中的精華本質有關。

由於臨床領域的人類疾病與情緒反應如此難測，醫生格外倚賴成規也就不足爲奇了。對大多數人來說，日常生活那些經常重複的固有模式，創造出自在舒適而令人安心的架構。像是星期天的晚餐、睡前故事、早晨的咖啡和報紙，這些老習慣提供了可預期的安全感。一方面，我們靠著它們度過一整天或整個星期；另一方面，這些習慣呈現了我們重視的價値，讓每個個體在這個世界上有自己的位置。

醫學生與住院醫師將大部分的訓練時間用來嫻習臨床程序；這些程序有各種名稱，比如「操作程序」、「治療計畫」以及「作業流程」。在門診見到病人時，我們會先進行病史詢問與理學檢查，接著，依照每位醫師熟記的預設問題清單進行檢查。住院與出院醫囑有我們牢記在心的標準格式，手術圖譜列出該術式的每一步驟。甚至政府也制定疾病診斷關聯群，藉以分配財務補助，形同認可了這些成規在臨床實務的重要性。

這些成規所暗示的信念，就是我的朋友蘇珊所說的；我們相信所受的訓練會教我們這些成規，而它們到頭來讓我們得以克服人類容易犯錯的天性。

從這個信念中得到安慰的，不只是醫生；就連病患也把大量的標準治療計畫與操作程序，視爲查核與制衡的可靠系統——任何人若穿著單薄的病袍坐在診療台上，或者躺在四周都是尖銳器械的手術台上等著入睡，或許會認爲，這種對細節的重視足以讓人安心。

然而，學習任何一項成規，甚至連刷手那樣直截了當的事，也可能令醫學生與住院醫師卻步。其他更複雜的程序——像是學習打開病人的肚子、對撞得不成人形的外傷患者進行急救，或是肝臟移植——更是使人眼花撩亂，需要你暫且遏止本能反應，才能完美執行一連串的步驟。

經過多年練習後你終於發現，看到閃亮銳利的刀片碰觸皮膚引出鮮血時，你不再畏縮。焦黑的皮肉仍在冒煙的燒傷患者被推進急診室時，你的心窩不再悸動。只要治癒他人的魔法不會消退，當你專注在如何完成手術或急救，甚或最簡單的診察，你會發覺自己漸漸忘了在你掌握下的——病人本身。眼前這個人，變成臨床經驗中的一個「病例」；你所專注的，僅僅是如何不犯一點錯誤地完成該做的工作。病例越困難，你就越深入記憶庫挖掘，在早先曾經做過無數次的相同程序中汲取資料。你只要求自己完美執行每個步驟，並且憑藉著對成規小心翼翼的注意力，讓病患的生命力保持完整無缺。

沒有什麼比照顧一位急需肝臟移植的兒童，更顯現出仰賴成規有多麼重要。兒童尺寸的捐贈器官很稀少，所以肝衰竭的兒科病患往往持續等待，有時肝病會將他們僅餘的寶貴體力消耗殆盡。這些小病患通常處於昏迷狀態，躺在爲成人設計的病床上，被一堆稍有動靜就發出呼呼聲、哨響與嗶嗶聲的機械保母包圍。每當我站在病床前，看著這些可憎的裝置，總不禁嘆問：爲什麼這些病童與那些在街頭玩耍的孩童，命運如此迥異？

在我接受移植訓練的第二年，兩歲的邁可在我們的加護病房整整等了一個星期。他的父親是個大塊頭，雙手就像我的腦袋那麼大；而母親身材結實，看起來像運動員。兩人一直坐在兒子的病床邊。邁可的父親不斷告訴我，他腦海中反覆出現的關於兒子的印象。「幾週前他學會跳舞。他站在音響旁邊跳上跳下，臉上帶著招牌笑容。」邁可的病床四周貼了幾張照片，上頭是個剛學步、笑得很開心的幼童，那對酒窩深得彷彿要把微笑永遠釘在臉頰上。

我弟弟也有這麼一對酒窩。

邁可的病毒感染本來被認爲沒有大礙，後來卻演變爲肝衰竭。「以前他早上一起床就跑來跑去，但現在只想躺著不動而且要人抱。」邁可的母親說。過了幾天，她注意到邁可的眼白轉成黃色。她說：「就在那一刻，我的胃跟著抽搐。」

就在我們預估邁可恐怕撐不過一天的同時，接獲通知說有一枚肝臟在等著他。當我出發幫邁可摘取那枚捐贈的肝臟時，我已經做過將近五十個不同的移植器官摘取手術——雖然這種手術包含多項步驟與複雜的決策流程——對我而言已經變成十足的常規手術。但是兒童的器官與血管比成年人的小太多——不管是捐贈者或受贈者都一樣——所以只要稍微縫得不完善或者剪切得草率，都會引發大災難。

那天晚上，我們搭著直升機沿著太平洋岸南飛時，我幾乎沒留意到窗外洛杉磯閃爍的燈火。抵達醫院手術房時，護士已經將捐贈者準備好了，在層層的手術布單下，只露出頸子根部到恥骨間那片帶狀的皮肉。當我在那狹窄的路徑劃下切口時，極力將心思「微型化」。我好像來到一間袖珍的瓷器商店，手腕不經意的扭轉便會砸碎所有商品。我不斷要求更小、更精細、更尖銳的組織剪，脖子也因掙扎著想看清楚細節而疼痛。在開刀房炙熱的烤燈照射下，我的頭皮又暖又癢。

當我們終於取出肝臟——那個顏色有如李子且表面像絲絨般柔軟的器官——我只想趕快把切口關起來。我一心想著要盡速趕回邁可身邊。

我用粗黑的縫線把寬深的切口邊緣縫綁起來。完工後，我急著離開手術房，差點被地板上的電線給絆倒。「這麼晚了，你看起來還滿清醒的，」當我脫下身上染血的手術衣塞進垃圾桶時，一位護士對我說道。我鬆了一口氣，充滿勝利的喜悅。

臨走前，我回到開刀房拿一些文件。護士已經取走覆蓋捐贈者的布單，我看到一個小男孩赤裸裸地躺在手術台上。

在明亮的燈光下，孩子的身影顯得冰冷死寂，令我震懾。不久之前，我將雙手伸入他的肚子，直到手腕那麼深，但我從未注意到他球形膝蓋上的青草印痕，或者布滿棕色雀斑的臉，以及頭髮上的紅色尖凸光暈。

男孩的胸膛外側，印著一個大大的紅色輪胎形擦痕，夾雜著深埋的砂礫碎片。護士告訴我，他母親當時正把買回來的日常用品拿下車，男孩六歲大的姊姊爬進駕駛座，撥動了停車檔，卻沒注意到男孩跌落在前輪行進的路徑上。男孩的姊姊尖聲大叫，母親聽到叫聲時，男孩已經呈現不規則呼吸，胸膛上半部因車體重壓而深陷在碎石車道上。

我看到長長的切口，以及我所留下的黑色縫線。雖然男孩身體的其他部分還保有些許體脂肪（可以從短胖的手指與弧形的腳板看出來），理應最柔軟圓鼓的肚子現在卻陷了下去，看起來就像是掏空的坑洞。

我目瞪口呆地杵在那裡，胸腔變得空虛，腦門不住抽動。我忍不住揣想，當他母親跑到屋外看到男孩時，心裡閃過什麼念頭。她的尖叫哭喊該如何傳遍鄰里？而男孩的姊姊看到母親哀痛逾恆、但弟弟毫無反應時，心裡又怎麼想？有一剎那，我想要扯開那些黑色的縫線，把器官放回去，搖晃這死僵的屍體，直到男孩恢復意識。我希望挽住現在已經遠離醫院的男孩母親，向她道歉，因爲儘管用盡所有的器械、技巧與訓練，我都無法教時光逆轉。

搭乘直升機沿著海岸線回醫院時，我幾乎忽略了這趟漏夜摘取器官的過程中最令人享受的部分。我沒注意到東升的旭日映照在太平洋的波濤間，海豚在底下跳躍，也沒有興致欣賞高聳的南加州斷崖。我甚至暫時忘了邁可。當下我所想、所見的，就只有身旁那只冷藏箱中小小的器官，以及留在後頭的那個孩子。

臨床醫學有句老生常談：所有治療，都是一把雙刃的利劍。任何能治病的藥物，都帶有副作用；每一個治療性的外科步驟，都可能引起併發症。

我們的成規也不例外；它們避免我們犯錯的同時，其中富有保護作用的邏輯性，卻也使我們免於擔負完全的責任。對醫生而言，這是個強大卻本末倒置的自我防衛形式：我已經用正確方法做了所有事，所以我不可能犯錯。

當責任非常重大，比方說涉及強大的人類情緒甚至生命本身時，「專心致力地守著成規」恰恰成爲我們應付事務的專業模式。成規讓我們得以規避「死亡」；這不只是比喻，實際情形也是如此。我們可以盡量減少花在瀕死病患身上的時間，轉而專注於爲他們的「病程」所設計的「治療流程」。我們可以在言談中避談病患本身，甚至連提都不必提「瀕死」這個字眼；我們改用客觀的數據討論這些案例。在某些非正式的醫療課程中，年輕的醫生憑直覺學到，「末期病患不如失敗的程序來得事關重大」；而照著程序做事卻可以在失敗時卸責，這種特權則讓資深醫師感到心安。這些隱而不顯的「課程」影響極其深遠；甚至在醫學院前兩年上過臨終照護課程的學生，一旦進入臨床領域，也會很快地忘卻所學。

照這樣下來，我們不但學習避免死亡，也學會把死亡界定爲「錯誤、不完善的技術及不良判斷所導致的結果」。死亡不再是自然事件，而是偏離成規的後果。

蘇珊・布洛克（Susan Block）與傑・安德魯・比林斯（J. Andrew Billings）醫師這兩位臨終照護領域的領導者，研究過「非正式課程」（informal curriculum）如何影響年輕醫生照護末期病患，兩者間錯綜複雜的關係。他們相信，臨終照護不同於存在許多醫院的「非正式課程」，更適合作爲年輕醫生的訓練基礎。他們寫道：

> 只要能提供學習者適當的情緒支持，對病人、家屬與醫師而言，死亡所引發的立即與赤裸裸的情緒表現，能促使一個人在更深的層面有所成長。此外，照顧瀕死之人有助於年輕醫師學習付出某種程度的親密感與個人參與；而這些特質，是醫學訓練的

其他層面可能會將之摧毀並削弱的。

面對臨終病患，讓我們得以培養人道主義的胸懷；而逃避死亡，則讓我們喪失了一個學習如何「行醫」的絕佳機會。

要掌握這種機會，就得改變「非正式課程」，但那是個艱巨的任務。「非正式課程」以其獨特的本質，在滲透年輕醫師生活的各個層面時，同時挑戰既有的定義。即使國內幾乎所有醫學院都已將臨終照護列入正式課程，但若要改變由價值觀與訓示形成的非正式網絡，仍需要更深入的改革。醫療社會學家哈佛提（F. W. Hafferty）曾寫道，改革意味著，醫學教育者願意「評估蘊藏在這個架構之中或經由這個架構創造出來的訊息；而該架構是他們③所發展出來、是他們應當負責的」。要改革非正式課程，就得從根基改變那些由專業機構及學術醫學中心訂定的政策與價值觀。

③譯註：指醫學教育者。

過去十年，已經出現一些微小但意義重大的改變。負責訂定醫療教育與醫師認證標準的國家機構，現在要求（醫護人員）須對「緩和醫療」（palliative care）有所接觸及了解。這些要求雖未必能確保（醫護人員）在這方面的技術受過充分訓練，仍可視爲重要的價值陳述（value statements）。過去五年，美國外科醫師學會（American College of Surgeons，規模最大的外科醫師專業團體）組織一個專案小組，致力於緩和醫療。有一部分目標，是深入探討外科住院醫師的養成教育。爲了汲取其他專業經驗，外科專案小組從不同的外科體系招募住院醫師參加緩和醫療課程，讓這些受訓者跳脫以往固定的工作需求。短短一年內，已有三十二個外科住院醫師訓練體系納入這項計畫。參與課程的住院醫師描述，他們面對臨終患者時變得比較鎮定自若，也比較有自信了。六個月至八個月後重新評估時，住院醫師仍維持著這種新的心態。看來，該課程以及被賦予其上的重要性，已經產生了顯著且持續的效果。

有一年冬天，由於再度飽嘗皮膚粗糙皸裂之苦，我決定好好翻查關於刷手技術的研究。在此之前，每次站在開刀房的刷手台前時，我就像拚勁十足的橄欖球球員那樣——認爲得把手刷到痛才算數。然而，那十分鐘的刷手程序是否禁得起任何科學檢驗，我毫無把握。

我找到一篇美國疾病管制局（CDC）於二〇〇二年發表的文章，〈健康照顧環境中的手部衛生指引〉（Hand Hygiene in the Health Care Setting）。該文作者彙整所有研究資料後指出：刷手五分鐘有效降低手部菌落數的程度，與刷手十分鐘相當。柔軟的拋棄式海綿與粗硬扎手的刷子同樣有效；如果用對了肥皂配方，甚至不用刷子也能達到同樣的效果。

以我刷手超過十年來看，我估算自己耗掉了將近一個星期——也就是整整七天七夜——毫無道理地把手泡在肥皂水中。

「十分鐘刷手法」是我最早習得的成規之一，我也一直把它當成外科無菌技術的必要環節，是避免病患術後感染以致影響健康的關鍵步驟。我曾經相信，遵循這項開刀房儀式可以讓我成爲優秀負責的外科醫師，但研究報告反駁了這套信仰。突然間，我對這步驟的盲目信任看來愚蠢至極。

我們在醫療上所採行的許多程序，當初建立的用意是要確保穩定的照護品質，但過度沉溺其中，反而導致我們忽略其他重要環節；像是病患與醫師的情緒反應。雖然目前的趨勢是採用以證據爲導向的醫療④——也就是依據設想周到、組織完善的研究來訂定臨床步驟；但若涉及臨終照護，我們多半會訴諸熟悉的成規。SUPPORT 的研究計畫顯示，即使在最努力的情況下，我們仍會求助於老習慣，因為它們提供我們從瀕死患者身旁逃開的機會。

我必須相信：承認專業成規有其限制的同時，仍舊可以善加執行；雖然這麼做有時就如同想像中那麼困難。如果只是盲目遵循，這些成規不但對我們礙手礙腳，還會培養一種無過失的錯誤心態；改用人性化方式進行，它們很可能拓展「治療」的領域。我對這點深信不疑，因為我曾經親眼目睹醫師同業僅僅做了細微的修改，就以最具戲劇性的方式改變了成規。

病患在加護病房逐漸死去時，我們的作法都是一樣的：拉上床簾或是關起房門，將病患和家屬圍在裡面；護士關掉監視器，好讓家屬不必聽著心臟監視器的響聲逐漸停歇；醫師避到一旁，讓家屬保有隱私。

④譯註：即實證醫學。

在等待病患死亡的同時，我花了很多工夫讓自己盡可能消失。死亡過程有時耗費一個小時，有時耗去整個下午。這段時間，我在加護病房的電腦前東摸西摸，埋首於檢驗報告中，或者順便察看加護病房的其他病患。更多時候，我在護理站坐立不安，不知道何時該離開、何時該留下。

最後，我看到死者家屬走出病房，手中緊握著捏成團的衛生紙。如果他們在那裡站得夠久，而且護理站的監視器不再顯現呼吸或心跳，我便明白，事情已經結束了。待最後一名家族成員走出來、指定的家族發言人聽到我流利地說明「接下來該怎麼做」之後，我會走到床簾後頭，和逝者單獨相處，於三步驟測試後正式宣布病人死亡，然後完成必要的書面作業。

有個病患的死亡過程很不一樣。他是個退休商人，大腸癌已經蔓延到肝臟和肺部。病人的心臟開始衰竭時，我打電話給已經下班的外科主治醫師，當時是凌晨四點。

外科醫師在半個小時內趕到，皮膚上還留有床單壓痕。不久，病人的妻子也出現在加護病房門口。她的身材中等，耳上戴著閃亮的鑽石飾品，長長的灰髮總是向上盤起。我曾多次與她閒談，聊到她在附近高中教書，他們結婚三十年，以及她知道丈夫活不了多久。

每天下午她都會出現在丈夫床邊，直挺挺地坐著，或握著他的手，或念書給他聽，或者告訴他報紙有什麼新聞。當我走進病房，她會很快地起身歡迎我，請我到房間外頭談談。在走廊上，她問我何時能讓她丈夫出院，好讓他在家中走完最後一程。

丈夫昏迷不醒並且送往加護病房後，她就不再這麼問了。

這位女子現在僵硬地站在病房書記桌旁，雙眼紅腫，雙唇緊閉。我試著微笑，不太確定如何問候一位即將目睹終生伴侶過世的婦人。「我很遺憾，」我只能想到這句話。她點點頭，望向丈夫的病房。

我覺得自己正在退縮。我無法說服自己，這位婦女單獨與垂死的丈夫相處會比較好過。但我也很難做什麼去阻止自己這麼想。這就好像熟知的成規模式已經啓動。我後退一步，絆到自己的腳而重重地跌坐在椅子上。

外科主治醫師走上來握住婦人的手，輕聲地解釋正在發生的事。婦人張開嘴巴，開始哭泣。醫師溫柔地領婦人進病房，我看見她衝向前去，哭倒在丈夫的病床前。外科醫師朝我的方向走了幾步，但他並沒有將婦人單獨留在房內，而是拉上床簾，將他們三個人圍在裡面。

有幾分鐘我躊躇不前，但外科醫師遲遲沒走出病房，使我感到好奇。他在裡頭做什麼？通常我們讓死者家屬單獨留在房內，他爲什麼不那麼做？

我探頭窺看。婦人仍在哭泣，慢慢站起身並將手放進丈夫的手中。外科醫師站在她旁邊輕聲地說話，婦人點點頭，漸漸停止哭泣。她的肩膀放鬆下來，呼吸也比較規律。外科醫師再度在她耳邊說著話，指著監視器和病人的胸膛，接著把手放在病人的手臂上。我想，他正在解釋生命離開軀殼的過程——心臟最後的收縮、不規則的呼吸，以及親人陪伴身旁帶來的最終慰藉。婦人一邊聽著一邊點頭，開始輕聲啜泣，輕拍丈夫的手臂。

我很想加入他們，但始終無法鼓起勇氣那麼做。我將床簾拉上，走回護理站等待。過了半個小時，外科醫師才步出房門。不久，病人的太太也走出來，她的丈夫已經去世了。她向我們道謝，虛弱地笑了笑，走出加護病房。

幾個星期後，婦人寄了一封短箋給我。奶油色的信紙配上深藍灰色的邊框，她的筆跡帶著彎曲的長尾巴，在信紙上來回交錯。信上提到，雖然丈夫沒有如她所願在家中走完最後一程，但死得有尊嚴而且很平靜。「而這一點，」她寫道，「正是我們眞正期望的。」

往後有很長一段時間，我將這封信帶在身上，提醒自己身爲醫生可以做什麼。甚至將它歸檔到「病患來信」後許久，我還會伸手到白袍的口袋，好像信箋仍在那裡，然後回想起那天早上的情形，彷彿它能鼓勵我繼續前行。

我不再從加護病房的瀕死病人及家屬身邊溜走。我不再袖手旁觀，而是引導家屬進入加護病房。我領他們到摯愛之人的床邊，拉攏床簾，將「我們」圍在裡頭，而不是僅僅圍住「他們」。我指出監視器呈現的不規則變化，向家屬說明死亡前的特殊呼吸形態。我碰觸病患家屬，擁抱看起來最失落的人，告訴他們，病人對於家屬的陪伴所感受到的慰藉。

我從未和前述那位主治醫師討論當天清晨發生的事，也沒提過婦人的短箋。我從未透露他「偏離正軌」的行徑如何影響我。我從未告訴他，那就好像有人非常輕柔地揭起簾幕，讓第一道陽光射入；而且就從那時候開始，我確信，我所能做的，不只是治病而已。

謹以這篇故事，表達我對他的感謝。

5 死亡及併發症討論會

如果從腹部往橫膈方向戳一個洞，以手指剝離介於心臟和脊椎之間有如蛛網狀的組織，就能在心臟後方騰出一個足以容納整條手臂的空間。如果你照著食道切除的步驟沿著頸子根部劃一道小切口，加上你的前臂夠長的話，你可能會看到自己的指尖從切口露出來，而這個時候，手肘仍包埋在柔軟而富彈性的胃部與肝臟之間呢。

你會忍不住想將手臂放置在那個溫暖且令人安心的空間。前臂的背側，觸碰到脊椎骨的硬度；指尖部位，因爲空氣流動而覺得涼爽；而手肘部分，則感覺得到小腸的滑動收縮。但最令你驚訝的，是手腕內側所觸碰到的感覺；正是這感覺，令你忍不住讓手臂在心臟後方的空間多留戀幾秒鐘。手腕內側是手臂最柔嫩的區域，母親幫嬰兒測試奶水溫度時，便是用這個部位。

你會感覺到心臟強大的扭動式收縮頂著手腕那小片皮膚，按著自己的意念跳動。當你低頭看著病人敞開的肚子與溫暖的皮膚，再看看無菌桌上染血的器械，那個收縮動作會提醒你，用身體裹住你的這個人可是活生生的。

外科住院醫師訓練是出名的辛苦，所以在醫學院畢業前一個月，我開始向最敬愛的幾位外科住院醫師徵詢建議。

「能睡就睡，能吃就吃。」其中一位這麼說。

「讓手指幫你跑腿。」另一位邊說邊指著電話。

「看到甜甜圈就抓來吃。」還有一位這麼回答。

有位住院醫師要我先列出生命中最重要的五件事，接著把最重要的那件以外的都畫掉。「那是你在受訓期間唯一有空做的事。」他說，「搞不好你連做那件事的時間都不夠呢。」

我將這些話牢記在心，想像著自己有一天將這些話傳授給其他人。但這些簡短扼要的評論，我只應用過一項。

羅伯已經完成一般外科住院醫師訓練，我跟他共事時，他正在接受最後一年的次專科訓練。不開刀時，他常神經質地抽搐——機關槍般的連續眨眼到頂著腳趾頭抖腳，乃至於用手撥弄有如鬃刷的棕色頭髮。

撇開這些狂亂不歇的動作，羅伯是我所共事過最冷靜的住院醫師。即使面臨令大多數住院醫師尖叫抓狂的情況，他也能找到幽默感——這點對保持冷靜很有幫助。他充滿自信，而且讓我擁有比以往還多的責任與自主性。為了表示醫學生的感激，我自願充當人肉盾牌，幫羅伯做些不怎麼有趣的雜事。我打電話給X光科負責排檢查時間的那位古怪暴躁的職員、幫壞脾氣的病患抽血，而且定期擾亂那些要求甚多的主治醫師。「記得問米勒醫師關於截肢的問題，」羅伯在查房前小聲地對我說。「他很喜歡（談）那件事，這可以讓他暫時不會找我的麻煩。」

我向羅伯請教，希望能獲知住院醫師保持冷靜的祕密。

我在羅伯推著病人從開刀房返回加護病房時逮到他。「讓我想一下，」語畢，他一把抓起病歷走向護理站。

加護病房很安靜。所有病患似乎都在睡覺，有些護士用餐去了。地板剛打過蠟，在日光燈照射下閃閃發亮。羅伯坐在護理站寫術後紀錄。我看著他的膝蓋在桌子底下抖動，想不透他怎麼穩得住筆寫字。

羅伯闔上病歷，招手要我過去。「好吧，葆琳，」他說。「我的建議是這樣。」此時，他全身上下靜止不動。我笑了，想像這突如其來的嚴肅可能是有趣遊戲的一部分。

羅伯直視著我。「照這條路走下去，」他說，「將來有一天，你會殺死一位病患。」

我搖搖頭，不確定自己有沒有聽錯。我知道我照顧的病人可能會死，但我的角色是拯救他們，而非殺害他們。

羅伯往後靠，仍然盯著我。「你也許不是有意的，但終究會發生這種事。」他坐在那裡，文風不動。我聽到後頭的呼吸器發出的呼呼聲。

「葆琳，」他最後說道，「只要入這行的時間夠久，每個人都會發生這種事，這是工作的一部分。你只能學著接納它，當成學習過程的一部分。」

羅伯站了起來。他摘下手術帽，用手指撥弄頭髮。神經質的動作又開始了，我看見他焦躁地瞧著開刀房的方向。

「聽著，」他說著，一邊往加護病房出口走去。「當你遇到這種事時，打電話給我，我們可以談談。那時候你就明白了，眞的。」

門在他的身後關上時，我納悶著他剛剛說的話是不是眞的。接下來好幾天，只要看到住院醫師或主治醫師，我就會忍不住猜想：「你殺了誰？」當我以高年級醫學生暨新進實習醫師的身分工作時，很想叫住每個人，詢問他們「殺死」第一位病人的事。事情是怎麼發生的？你知道自己正在那麼做嗎？還是，直到致命的錯誤發生後，你才弄清楚？

羅伯的話就像化膿的潰瘍一樣，不斷地啃齧著我。雖然羅伯答應過我可以找他談談，但在我當住院醫師第二年、事情終於發生時，我卻沒找他，也沒有向任何一位住院醫師同事或自己的家人談起。然而在那之後，當我看著其他外科醫師走過身邊時，心裡忍不住會想：「你是怎麼熬過去的？」

七〇年代早期，芝加哥大學社會學研究生查爾斯・波司克，花了一年半觀察外科訓練課程。波司克感興趣的是：外科醫師這個專業團體如何處理犯下的錯誤。波司克跟著外科醫師查房，參加討論會，還進入手術房。本質上，他徹底變成外科部門的成員。

在這一年半期間，波司克發現，這一行的職業文化要求所屬成員皆具有最稱職的表現：在極度多變的世界中保持毫無過失。他也注意到，外科醫師的群組認同感，及其追求完美的驅動力緊緊相扣。雖然外科醫師可以自行選擇用什麼方式照顧病患，但他在受訓過程與整個職業生涯中所做的每個決定，都必須讓其所屬族群完全理解及接納；對此他要有心理準備。

波司克觀察到，牽涉到死亡時，外科醫師主要是在死亡及併發症（又稱爲 M and M）討論會中進行討論。這些會議藉由討論院內近期發生的手術死亡及併發症，提供外科醫師學習的機會。波司克提到，死亡及併發症討論會這項儀式，在這個由一群獨立個體所組成的高度自主性團體中，注入強烈的凝聚感。這些討論會如同某種特殊儀式，波司克形容它們的「目的是爲了讓人見證（這些錯誤），解決這些錯誤產生的困惑，並將這些錯誤歸併到團體的歷史檔案及個人的職業生涯紀錄」。這項儀式的功能極其重要，甚至「那些習慣讓人苦候良久的人」，也會爲了參加死亡及併發症討論會而先排除其他職務。

時至今日，波司克的觀察仍富有價值。如果你對一群外科醫師放出「病人死亡」的風聲，他們幾乎都會自動自發地參加死亡及併發症討論會。除了討論的病例和牽涉的醫師，全國各地死亡及併發症討論會的進行方式並無太大差異。根據波司克的經驗，就連報告者的態度也沒什麼不同——總是以一種消極的音調盡可能平淡地陳述。雖然討論會中有些對話聽起來平靜且合理，有些卻是語調激昂，而且提高的音量與升高的情緒，往往（雖然是不自覺的）指向某些與同僚分歧的意見無關的事。

有時候，死亡原因只單純記錄爲疾病的自然過程。但比較常見的是，外科醫師總能找出單一錯誤，並將它歸類爲技術、判斷、診斷或處置上的過失。不管它屬於哪一類，討論會結束時，在場的外科醫師幾乎都會得到相同的結論：過失的責任（以及隨後導致的病患死亡）直接由主治醫師一肩扛起。

波司克的著作，是妹妹在我讀醫學院時送我的。最近我重新拿出來讀，書中題材的熟悉感搞得我很煩亂：就好像波司克曾經鑽進我的腦袋，挖掘出跟死亡及併發症討論會有關的記憶。我聽到聽眾提出的質問，也看到答辯的醫師獨自站在聚光燈下。當飽受砲火攻擊的外科醫師因舊瘡疤被揭開而扭動、退縮時，我的腸胃不禁跟著翻攪。

我自己曾經站在那條火線上，很清楚那種受傷的感覺。那跟討論會沒什麼關係，與承受的攻擊甚至過失本身也沒多大關聯。最駭人的毋寧是這種感覺：或許那**是**你的過失，或許你**就是**該爲病人的死負起責任的人。

哈洛德・「荷蘭佬」・史矛德是個六十五歲的二次大戰退役老兵，已經戒酒，卻是個老菸槍，一天要抽上三包菸；他在我當住院醫師第二年時罹患食道癌。一簇簇亂翹的金色和白色頭髮，平衡了下顎下拉的線條，而他的長臉也呈現柔和的輪廓，彷彿臉部皮膚下儲存著一層脂肪。他是家族血脈的最後一人，性情粗暴，甚至可說是冷酷無情，一輩子光棍，從來沒講出什麼值得細聽的事。

我，當然，幾乎馬上就上了他的當。

手術前那個星期，除了一天兩次的正式工作查房，我還會在夜班待命值班時過去串門子。只要我稍微一激，荷蘭佬便略略吐露一些戰爭趣聞。如果我對他的笑話夠捧場，他會跟著放聲大笑，厚厚的雙唇張得很開，眼睛深陷在高突的雙頰中，活像隻沙皮狗。

我喜歡想像荷蘭佬從我的造訪得到樂趣，甚至有點在逗弄我。一天傍晚，荷蘭佬抱怨午餐很難下嚥。我立刻聯想到他的腫瘤，警覺到瘤子會不會長得太快，導致無法切除。他看了我好一會兒，然後放聲大笑。「不是因爲腫瘤呀，大夫，」他邊說邊拍著我的肩膀。「是因爲這裡的伙食眞是他媽的糟透了。」

荷蘭佬動手術前一晚，我拿著同意書去病房找他。我告訴荷蘭佬，主治醫師以技巧出眾聞名，對這項手術的過程特別嫻熟，總醫師跟我也會從旁協助。由於手術範圍比較大，術後荷蘭佬可能得在加護病房住上幾天。

荷蘭佬點點頭並且看著表格。他指著我寫在下方的一串可能發生的併發症，不發一語。其中有幾項是動這項手術才會發生的，比方說新接口發生洩漏；其他像是傷口感染，則是任何手術都可能遭遇的潛在危險。我匆匆向荷蘭佬解釋，希望他不要害怕。「產生併發症的機率是百分之三十，死亡的機率是百分之五，」我說。

荷蘭佬看著我。他癟了癟嘴，一邊用手指撥弄著院方發的病袍上一條鬆脫的線。「所以大夫，你認爲動這個手術是正確的？」他問道。

我知道先前讀過的書籍與醫學期刊怎麼寫。荷蘭佬的情況，符合書上的描述，很有機會因手術而受益。當然，手術必須進行順利，他也得能恢復過來；但在我眼中，這些似乎都微不足道。

我看著荷蘭佬，毫不猶豫地點點頭。「是的，荷蘭佬，動這個手術是正確的。」

荷蘭佬微笑著從我手中接過筆，用顫抖的筆觸在病患簽名欄簽上他的名字。

「堅持下去，大夫，」他說，「堅持下去。」

荷蘭佬術後那晚，我正好待命值班。手術過程十分順利，經由腹部與頸子根部的兩個切口，我們摘除了荷蘭佬全部的食道。既然腫瘤只侷限在食道的一小段，我們或許給了荷蘭佬最佳的存活機會。

而我，是手術小組中手臂最纖細的，負責將整隻手臂伸入荷蘭佬的胸腔，藉以確認我們可以把他的胃拉上去，重新接合腸胃道。

術後那晚，我在半夜兩點短暫地造訪外科加護病房。因爲慣用的場地正在翻修，所以荷蘭佬和其他加護病房患者，遷入原本用來安置病情較不嚴重的病患之處。荷蘭佬的房間在最角落。他還沒從術後清醒過來，仍然插著一根管子幫助呼吸。護士將他的雙手以柔軟的約束裝置固定住，以免他神智不清時拉扯呼吸管或其他管線。

「荷蘭佬，」我輕聲叫喚他。「我是陳醫生。」

他在模糊的意識中捏了一下我的手，便恢復嗜睡狀態。

我離開加護病房，半小時後接獲一通驚惶的呼叫要我趕回去。由於荷蘭佬的房間在最角落，沒有人注意到他掙脫了右臂的束縛，在半麻醉的狀態下扯掉呼吸管。

半小時前我來看他時，他的心跳是九十五，等我趕回去，他的心跳已經降到六十。他的膚色轉爲灰藍，我的手腕內側感覺到他的冰涼。

一位護士努力壓擠荷蘭佬的胸膛，另一位已經將急救車推進窄小的房間，從小藥瓶中抽取藥物。這時，醫院總機透過廣播系統不斷呼叫：「藍色代碼，外科加護病房。藍色代碼，外科加護病房。」我們叫這位總機小姐葛琳達（Glinda），因爲她的聲音聽起來就像《綠野仙蹤》裡奧茲國的好女巫①。我移到床頭，同時請病房書記把資深住院醫師找來，他當晚留在家中待命值班。

呼吸治療師跟我先嘗試用氧氣面罩供氧。我們把荷蘭佬的下顎和臉頰抬高，讓他的臉部緊貼著面罩，以免氧氣逸出。然而他的喉嚨腫脹，阻塞了氣管，我們送入的每一口氧氣只不過吹鼓了他的臉頰，且使得面罩脫離我們的掌握。我回頭瞄了一下，看到荷蘭佬的心跳又減慢了，現在是一分鐘四十五跳。

荷蘭佬正在窒息。

「呼吸管！」我喊道，一邊望進荷蘭佬的嘴巴。氣道本應是個黑暗腔道，但這會兒我看到粉紅色的浮腫組織。我兩度試圖將呼吸管強制插進荷蘭佬的喉嚨，都告失敗。第二次嘗試後，我發現荷蘭佬的脈搏掉得更低了，現在只剩三十。護士正在注射阿托平，試圖逆轉減緩的心臟節律，但我們都知道：缺乏氧氣的話，做什麼都是徒勞。

在醫院中有某些時刻，時間彷彿停頓了。每一秒鐘都拉得很長，所有動作都緩慢得有如夢境，好像它們在發生的當下反覆重播。當事件在你這觀察者暨參與者眼前發生，你發現自己並不會依循過去學到的合理且慎重的思維做出反應，反倒像是「天性」——而非某

---

①編按：奧茲國為《綠野仙蹤》（*The Wonderful Wizard*）系列童話的主要場景，葛琳達為奧茲國的女巫。

位教授——早已將反應動作刻畫在你的神經元中。在這些面對生死存亡的時刻，過去照顧病患的經驗所獲取的精華，好似全都湧現在腦袋表面；而你發現自己做這些事，感覺就像大部分的原始反應一樣自然。

盯著荷蘭佬直直落的心跳與腫脹的頸部，我明白過來：他需要環狀甲狀軟骨膜切開術，在喉結下方開個一吋的切口，插入呼吸管。我要了優碘、解剖刀和一把無菌手術鉗。在這之前，我只做過一次環狀甲狀軟骨膜切開術——在實習醫師訓練前那一週的高級心臟救命術課程，拿豬隻練習的——但此刻，我表現得好像這項手術的標準程序早就嵌入我的基因。我將優碘倒在荷蘭佬的頸部，棕色的液體濺得滿床都是，還噴到我的刷手衣。我摸到喉結下方那塊平坦之處，劃下刀子。我把鈍頭手術鉗推向喉嚨後方，將它刺入氣道，張開不鏽鋼製的鉗口，撐開一個足以放進呼吸管的洞。我將呼吸管插進荷蘭佬的喉嚨，向下推入逐漸衰敗的肺部。

我們敲擊荷蘭佬的胸部，輸注藥物，並施予足量的焦耳能量電擊他的身體；接觸電擊板的部位留下了橢圓形燒傷痕跡。由於我們持續而規律地壓迫他的胸部，他毫無生氣的軀體在床上不斷滑動；每當我們施以電擊，他的雙臂、雙腿就像被摔來摔去的破布娃娃般擺動著。呼吸管發揮作用，他當時的血氧濃度可能比我自己還要好，但我們終究晚了一步。他的心臟無法恢復搏動。

四十五分鐘後，我宣布荷蘭佬死亡。

宣布死亡後過了十分鐘，資深住院醫師趕到了。「喔，狗屎！」他一瞧見荷蘭佬的屍體便低聲咒罵。我跟著他進入荷蘭佬的病房，但是他並不理會我，自個兒翻找起那些散在床上的心電圖紀錄與掉得滿地的檢驗室數據。「到底發生了什麼鬼事？」他問道，眼睛不是看著我，而是看著荷蘭佬的屍體。我把急救過程告訴他，他將剛剛拿起的紙片丟到地上。

「該死，葆琳。你應該救久一點，至少一個小時。我才不管他的心臟是不是救了四十五分鐘還沒辦法跳！」

我感覺自己的心沉到地上。

「這下好了，我們必須在討論會上呈報這個傢伙，對他爲什麼死提出一些解釋。」他走向電話準備打給主治醫師，口中念念有詞：「狗屎……」

忽然間，他停下腳步看著我。「不，葆琳，我不會去報這個病例，」他說。「由**你**去報。」

我聽著他跟主治醫師通電話，接著又回去看荷蘭佬。護士正在清除注射針與血跡，準備將遺體送往停屍間。荷蘭佬看起來冰冷蒼白，呼吸管從我切開頸部的地方穿出來。

我站在那裡一動也不動，回憶起六歲那個夏天。我走下游泳池的階梯打算游泳，但雙腳卻自動地不停往下走。當泳池的水淹到我的下巴，我感覺右腿滑了出去並且向下踩，把我整個人拉進閃著光的池水中。我看到陽光和我吐出的空氣從我眼前消失，全被吞噬進一片亮晃晃中。雙腳觸到池底時，我設法用腳趾頭將自己頂上去。好不容易頭露出水面，我開始尖叫，卻再度下沉，被自己吐出的氣泡弄得什麼都看不見，因爲灌了滿嘴滿肺的池水而發不出聲音。

我在荷蘭佬的病房哀悼時，感覺自己好像再度掉回池中，每次喘氣只能吸到越來越少的空氣，直到再也無法呼吸。只不過，這回我把荷蘭佬・史矛德也拖下水了。

接下來的那個星期，我滿腦子都是荷蘭佬，腦海中一遍又一遍地播放那段不幸急救過程的每一分鐘，以及手術後我和他相處的那十分鐘。我嘗試回想他雙手的擠捏、手腕約束帶的擺放方式，以及環狀甲狀軟骨膜切開術。我甚至夢到，自己在那晚稍早訪視他時把約束帶放鬆了，而那個夢境眞實得令我無法再憶起事實。

我反覆想著，他死亡後即將來臨的星期五早上，我能對坐在我面前的主治醫師、住院醫師及醫學生們說些什麼？我原本就對死亡及併發症討論會避之唯恐不及，我能鼓起勇氣宣稱是我——而不是昏亂的荷蘭佬自己——讓病人的雙手鬆脫的嗎？

我站在演講大廳的講台，開始報告。「H‧S‧，六十五歲男性，值得注意的過去病史包括酒癮和菸癮，兩週前診斷出罹患食道腺癌。」當我的聲音轉成淡漠的模糊喃喃聲時，我猜想著：主治醫師會不會察覺我的夢境是眞的，是我殺了荷蘭佬‧史矛德？

「H‧S‧，接受經橫膈裂孔食道切除術，唯一的併發症是顏面與頸部過度腫脹。他沒有拔管，術後仍舊使用呼吸器。」說話的同時，我幾乎沒注意到小抄字跡在我手中暈開，而是感覺到荷蘭佬的心臟撞擊著我的手腕。我看到手術房中他敞開的腹部，感覺到他在加護病房中以浮腫的手擠壓我的手。我聽到他在手術前夕的笑聲，拿醫院的伙食開玩笑。

「淸晨兩點四十分，病患自行拔管。」我咬了咬嘴唇，試著讓自己的聲音與表情不流露任何情感。

「緊急呼叫急救小組，並緊急施行環狀甲狀軟骨膜切開術。」當時的景象再度閃過眼前：優碘潑濺在他的喉嚨，刀片抵著他的脖子，鉗子探入他的氣管。我看到荷蘭佬的皮膚和雙唇泛藍，聽到心臟監視器傳出的嗶嗶聲逐漸停歇。

「儘管經過四十五分鐘的全力急救，H．S．仍舊在上午三點二十七分宣告死亡。」我特意強調「四十五分鐘」那幾個字，很確定不那麼做的話會被判定該負起責任。房裡寂靜無聲，聽眾嚴肅地盯著我看。

外科部代理主任走上講台。我在荷蘭佬去世隔天曾找過他，報告事件的經過，希望取得他的諒解。「唔，這很痲煩，」他回答。「看看討論會時會怎麼樣。」

此時此刻，部主任的雙眼逼視著我，我一下子意識到自己孤立無援，成爲講台上的焦點。「醫生，」他發問，「對於食道癌患者的標準照護是什麼？」

我根據自己讀過及研究過的一切資料作答，但每說出一個正確答案，另一個更細部、更追根究柢的問題便接踵而至。聽眾的各種提問，直指荷蘭佬病逝那一天可能發生的所有細節。直到問過最後一個問題，大家才安靜下來。

「所以，醫生，」部主任發問，「你覺得導致病患死亡的原因是什麼？」

我聽到時鐘的滴答聲。我張開嘴巴，泳池的水再度灌進來。

部主任走向我，對聽眾發表談話。「我已經跟當時上夜班的護士談過，還問過負責照顧他的護士，以及所有參與H・S・病例的醫生。」他停頓片刻，僅夠我再瞄一下不動聲色的聽眾。「我對於這個病例的真正感覺是，」他繼續說道：「這件不幸的死亡事件，肇因於令人難以接受的臨時加護病房配置。我已經查看過角落那個房間，很難想像在那種環境下，要怎樣充分監控一位處於鎮靜狀態、仍然插著管、剛開完刀的病人。」

底下的聽眾傳出喃喃的同意聲。另一位主治醫師主動提及，她有個病人也曾住在那個角落房間，因而無法妥善地監控。她講完後，主任允許我回到座位上。

我已經被正式赦免了。

會議結束後，幾位主治與住院醫師走過我身邊，拍拍我的背。部主任把手放在我的肩頭。「那個急救做得很好，」他說，「這些事難免會發生。」

我走出房間，事情就這麼結束了。雖然荷蘭佬的主治醫師從此不在該院執行類似手術，且新的加護病房已經啓用，臨床生活依舊繼續，一如往常。輪到一起待命值班時，那位資深住院醫師總會對我微笑；在死亡及併發症討論會上，代理部主任依舊會盤問其他人；而且，沒有人再提過荷蘭佬的名字。當我渴望與好友西莉亞以外的人談論傷痛時，我無法不這麼相信：當時已經沒有其他事可做，所以也沒有什麼好說的了。最好的作法，就是將荷蘭佬‧史矛德和其他印在晨會資料上、歸檔到「外科部死亡及併發症討論會議年報」，那些以姓名首字字母作爲代號的病患們，埋葬在一起。

外科具有某些極爲個人化的特質。我們的雙手深入病患的軀體，以戀人無法做到的方式撫摸他們。平日關於禮節的所有前提都拋在一旁，實際上我們奮力向疾病迎戰。我們用手指破開感染性腔室薄弱的網狀隔膜，用圈成杯狀的手掌將凝固的血塊舀出來，以手套底下的指甲將一圈圈黏連的腸道剝離。我們的工作是自我的延伸，但是我們卻進一步相信——我們**等同於**我們的工作。

這一課，從訓練初期便開始了。我對於自己的第一位病患或第一道縫合刀口的印象，還不及那場手術隔天的病患訪查。當時我只是血管外科部門的年輕醫學生，那天早上由部主任率領查房。我們這個大團體進入病房，主治醫師詢問病人幾個問題並倉卒做完檢查後，大夥兒轉身離去。突然間外科主治醫師從門口折返，走回去揭開病人身上一部分的傷口敷料。

「是你縫合的嗎？」他問我。

我點點頭，他示意我到病人身邊來。在我看來，這個縫合做得很漂亮，傷口邊緣對得十分完美，每一針的距離都很平均。就連病人——雖然先前被粗魯地扒開，這會兒又被大家愣頭愣腦地盯著——臉上都保持笑容。

「過來欣賞你的手工！」醫師笑著命令我。「縫得滿好的，不是嗎？」他輕聲笑著，在空中舞動著纖細的手指，似乎在強調他的觀點：我們的手就是我們的工具，而我們的介入治療，則是自我的直接延伸。

經過一段時日，「自我」和「工作」之間的界線益加模糊。看到病患走過時，我們會用「我開了她的大腸」、「我開了他的肝臟」來指稱他們，好像我們對病人的某個部位特別有責任。不只是醫生沾沾自喜，病患也一樣。不只一次，我無意中聽到病患指著身上的傷疤說：「那是陳醫生做的。」

那麼，外科醫師認爲死亡不僅僅是被動的過程，也就不足爲奇了。這是個在程度和意義上都相當「個人」的事；它關乎我們自身。舉例來說，外科醫師會傾全力不讓病人「死在手術台上」。雖然在開刀房內讓病患保全性命是個崇高的目標，但我當實習醫生時，還是被一旦無法避免死亡時所進行的成規嚇到了。主治醫師會倉卒地關起傷口，並將病患匆匆推出開刀房，即使病人過不了幾分鐘便會在加護病房斷氣。我還是實習醫生時，第一次見到這種情形，感覺這種快速退場頗爲迷信。後來，第二度看到同樣的情況時，我問好友西莉亞，這麼倉卒進行是爲了什麼。「因爲，」湊巧前幾天她也向住院總醫師問過同樣的問題，「病人在開刀房死去意味著這是外科醫師的過錯，所以你要盡可能地避免。」

不管我們的手指有多麼靈巧優雅，總是與病患的命運交纏：當病人死去時，我們很難讓自己擺脫「要負責任」的想法。我們不斷用「假如……又會怎麼樣」這類問題折磨自己。假如我們當初改用稍微不同的方式下針縫合，或者從再高一點的地方將癌腫移除，或者再努力久一點，那麼病人的病程也許就會不一樣了。

死亡及併發症討論會是這一行的特有儀式，焦點放在死亡，試圖修補因病患喪命而產生裂縫的專業結構。除此之外，鮮少有其他場合能讓外科醫師討論死亡。我們或許在擦肩而過時會提及，但大家都堅持將它留待會場上討論：討論會給我們這個團體儀式性的赦免。死亡及併發症討論會必須在公開場合清算損失，將死亡重現爲一個事件：這麼做鞏固了這項專業認同的核心價值，也就是：在一個多變的世界中必須保持毫無過失。藉由這個方式，死亡及併發症討論會就像其他文化中的死亡儀式，試圖將死亡的損失轉化爲一個肯定的經驗。

遺憾的是，就是這個試圖讓團體在死亡發生後恢復健康的儀式，恰恰會妨礙恢復的過程。彼得・麥卡夫（Peter Metcalf）與理查・杭廷頓（Richard Huntington）這兩位研究過葬儀業儀式的人類學家寫道：「不論個人面對死亡時需要做什麼心理調適，都必須盡可能透過或環繞著社會提供的儀式來達成。儀式經常能幫助人調適，這點無庸置疑。但我們很難相信，它們不會以相同的程度妨礙調適的過程。」就死亡及併發症討論會這個例子來看，死亡完全透過「個人責任」這個透鏡來評估。死亡被認爲是可控制的，而死亡率則變成一個可以量度並且校正的錯誤。

藉著將死亡定義爲「只是犯錯導致的結果」，我們抹去病人的臉孔，寫下自己對於「強健不朽」的極度樂觀版本。即使從某些面向看來，這種作法值得稱許，但這個標準作法卻也否定了我們不可或缺的人性。當我們拒絕接受自己可能會犯錯，我們也否認了自己的悲傷。到頭來，死亡及併發症討論會可能會阻撓我們達到原本渴望達成的目標：給予病患最好的照顧。

關於儀式，有個矛盾之處：當它維護現狀並且控制無法預期的個別差異時，儀式同時也能激發創造力。它提供了必要架構，恰可使某個事件引入新的意義。

最近這幾年，死亡及併發症討論會已經變成因應死亡與瀕死病患的新焦點。長久以來，這種討論會被認爲是用來否定死亡的工具，但現在已經轉型爲將臨終照護具體化、並且正式探討病患死亡對醫生個人的重大意義的主要場合之一。二〇〇二年，美國外科醫師學會頒布一項新法令，旨在改善外科醫師的臨終照護訓練；其中用以改變的媒介之一，就是死亡及併發症討論會。內科訓練計畫不僅將死亡及併發症討論會併入訓練內容，也利用這個討論會作爲臨終照護的教育工具。

或許正是「迫使我們先從自身尋找錯誤」這項特質——因爲病患的死亡和我們有深切的關聯——使得這項儀式意義更爲深遠。

荷蘭佬過世已經十二年了。雖然在死亡及併發症討論會上，外科主治醫師將他的死歸咎爲臨時加護病房的配置問題，多年來我仍不時追問自己當晚事件的發生經過。如果看見他的第一時間，我肯多花點工夫把他手腕上的約束帶繫緊，事態會如何演變？如果我多急救十五分鐘，又會如何？如果我沒有鼓勵他簽下手術同意書呢？

荷蘭佬去世後，我又照顧了數百名病患。拜那些經驗所賜，現在我對當晚發生的事有了稍微不同的理解，或許比較接近當年的代理部主任，而不是身爲年輕住院醫師的我。我已經能比較平靜地看待這件事，但荷蘭佬仍不時回到我心中。他就像鬼魅般的亡靈，每當我看到食道癌病患、執行環狀甲狀軟骨膜切開術，或者進行緊急心肺復甦術時，他就會出現。

還有另一種狀況也會召喚荷蘭佬回到我心中。每年的七月一日，新一屆實習醫師來院內報到。我看著這些實習醫師，想起自己曾經度過的頭幾週，想像他們接下來這幾年會遭遇什麼樣的事。我心裡想著，他們將來會不會扛著相同的重擔，如同我們其他人。

就是在那樣的時刻，我會再度見到荷蘭佬——他爲我簽下他的名字，並且告訴我要堅持下去。

在我結束所有的訓練之後過了一年，肝臟外科病房有位病患死去。實習醫師剛檢查過病人，離開病房後沒幾分鐘，護士發覺病人變得毫無反應，又把實習醫師給叫了回去。包括外科代理主治醫師在內的急救小組，花了將近一個小時試圖讓病人復甦，但沒有成功。

有位護士那天下午打電話給我。「我知道你不負責這件事，但你能不能去看看那位實習醫師？」她請求我。

我走到那個樓層，看起來與平日沒什麼兩樣。護士在病房忙碌；抽血小組帶著裝滿透明空試管的塑膠籃從我身旁走過，裡頭的申請單隨風飄動。我走進實習醫師的小房間。文獻資料與X光片隨意地堆放在四周，那位實習醫師蜷縮著坐在電腦前方。

我做了自我介紹。有一瞬間，我看到他眼中閃過恐懼，好像預期我會對他大吼大叫。

我只詢問他發生了什麼事，他的感受如何。一開始他小心翼翼，吞吞吐吐。接著我告訴他荷蘭佬的事。我告訴他那件事情有多麼難以承受，以及經過這麼多年後，我仍會在什麼時候想到他。「但是你知道嗎？」我告訴這位實習醫師：「因為荷蘭佬的緣故，我現在成為一位更好也更富憐憫之心的外科醫師。」

他坐在那裡，面無表情。我不確定自己是不是說太多了。

過了幾天，有人來敲我的房門。我的辦公室坐落在醫院另一翼的走廊上，安插在一群心臟科醫師之間，沒和其他肝臟外科醫師一起，所以訪客稀少。

我打開房門，是那位實習醫師。他仍舊面無表情。

「只是來說聲謝謝你，」他咕噥著說。

他很快轉身離去，我只來得及說：「沒什麼。」但是那天接下來的時光，我的思緒一直沉浸在荷蘭佬露齒而笑的面容中。

6 袒露女子

童年時代有很長一段時間，我深信一件事：我的小兒科醫師柯克蘭帶著笑意的藍眼睛後面，藏著一個無所不知的人。他不僅能找出潛藏的疾病，還看得出我從母親不准我碰觸的架子上偷拿糖果、在學校跟人打賭而吞下泥巴，以及每次我沒有準時回家吃晚餐時，總是謊話連篇。

每年，我會去找柯克蘭醫師做一次檢查，爲此有好幾天我總是備受煎熬，在檢查前展開苦修，恪遵不吃糖、不吃無益食物的養生之道，相信這麼做便能將一整年恣意妄爲所累積的結果一筆勾消。當我終於順服地爬上柯克蘭醫師的檢查台，讓他看進我的眼睛與耳朵、輕柔地觸摸肚子，並用橡皮鎚不偏不倚地敲擊膝蓋，我幾乎連氣都不敢吭一聲——他搞不好會發現我這一整年犯了哪些過錯，向我的父母打小報告。他問起我的老師和朋友，還問我長大後想做什麼。當母親尖聲補充我簡略的回答所遺漏的內容，柯克蘭醫師轉向我，背對著我母親，挑起左眉，帶著詭詐的微笑重複母親剛才說的話。我懷疑他是不是早就知道答案了。

直到小學五年級，一切都改變了。我相信自己找到了柯克蘭醫師的全能之鑰。那是在當地即將歇業的一家玩具店的架子上發現的。

「袒露女子」（Visible Woman）是一種讓人自己動手拼裝的模型組，比芭比娃娃大一些，附有未上色的塑膠器官，你得自個兒動手將它們嵌進透明的女性軀殼。盒子外頭印著令人目眩神迷的珍貴內容物：白色的骨頭、藍色的肺、紅色的心臟，還有在光滑的女性軀殼底下閃耀的紫紅色肝臟，以及在透明手臂與雙腿穿梭的紅藍兩色、有如閃電弧光的血管。

我站在玩具店裡，謹慎地搖了搖模型組的盒子，將它拿得斜斜地對著光，希望平面影像可以變成立體。我感覺到心臟怦怦作響——我手上拿的東西，可以解答柯克蘭醫師爲什麼具備那些能力。

接下來好幾個月，我試著扭轉雙親對「袒露女子」的觀感，破除他們的心理障礙。有了「袒露女子」，我就可以學解剖，我這樣告訴他們。我不必實地操作就能進行解剖，我推論給他們聽。當這些論調似乎失去說服力時，我擊出最強的火力，搬出另一套說詞——我知道身爲移民的雙親肯定吃這一套——我可以早別人一步展開醫學院課業。

我是那種會把萬聖節①的糖果留到春天才吃光的小孩，所以，當我終於在聖誕節收到「袒露女子」時，頭幾天我只是盯著盒子上的圖案瞧，細細品味它所應允我的事物。接著，我花了幾個星期欣賞每個部件。我充滿愛意地用手指撫摸那些仍連在軸架上的塑膠器官，讓指尖記憶各個部位的曲度與凹槽。我將空蕩蕩的女性軀殼立在書桌上，每天提醒我即將發生什麼好玩的事。我甚至弄了本解剖筆記簿，以彩色鉛筆畫出各部位，然後在底下描述

---

①譯註：萬聖節為十月三十一日。

其功能。這項工作甜美無比，消磨著長長的時光。我細細品嘗一點一滴的樂趣。

然而，到頭來我卻連組裝「袒露女子」的機會都沒有。後來也當上醫生的弟弟和妹妹，當時頗爲嫉妒我花了太多注意力在「袒露女子」身上，便將大部分模型器官從塑膠軸架上拔下來，棄置在屋內與庭院中。我在所剩無幾的部件上塗抹的顏色也暈開了，紅、藍兩色混在一起，將所有東西都染成紫色。透明的外殼則從我的書桌掉落而破損。即便如此，在骨頭、器官、軀殼遺失了很久之後，「袒露女子」的影像仍舊縈繞在我的腦海。盒子裡頭裝的所有物件那麼完美，我怎麼可能遺忘？

打從那時候起，直到上大學那年最後一次去看兒科醫師，我都無法再像過往那樣看待柯克蘭醫師了。雖然他仍舊會問我問題，像是在學校過得怎麼樣啦、想讀哪一所大學啦，甚至會打探我有沒有「特別的朋友」，但他不再像以前那樣「龐大」了。相反的，當他將房間的燈光轉暗，看進打亮的眼底鏡時，我可以直視回去，眼睛連眨都不眨。我的眼光越過他的黑框眼鏡和瞇著的藍眼睛，看到的不是自己的倒影，而是閃動光澤、一覽無遺的框框。框內的白色背景中顯現一團糾纏的紅色血管，那是我的眼球透過鏡片產生的投影。在那個時刻，我相信自己已經像柯克蘭醫師那樣看到這個世界。

如同作家、藝術家和間諜，醫生也是「專業的觀人者」。更精確地說，醫生的工作仰賴著在無數生物線索中抽絲剝繭、尋找潛在病變的能力。這種技巧有一部分是藝術，還有一部分屬於科學。我們越懂得察看、判斷、分類，照護能力就越好。

「藝術」那部分需要一種洞察力，一種「知道各片斷（piece）怎麼拼湊起來」的第六感。我深信那是種天賦。當一群醫師花了好幾天搔首撓耳仍找不到答案時，某位擁有這種天賦的人走進病房，在幾分鐘內就做出正確診斷，那簡直就是奇蹟。

從另一方面來說，幾乎每個人都能學會「科學」的部分。即使未必知道兩者間的關聯，仍能挑揀出正確的片斷——「科學」就是這樣的能力。醫生很早就開始學習這種技能，先從人類的大體著手，然後運用在活著的人身上。我們學習用感官去區分細微的變異——臉上特定的血管斑②、膨大的指尖③，以及甜膩的、近似糖蜜的呼吸氣息。我們解析人類，

②譯註：指因血管畸形所造成的變化，在臉上形成胎記。
③譯註：指肺功能不好的患者會有的「杵狀指」。

一如藝術研究者解構畫作。我們看到的不是家庭成員聚集在公園的湖邊，也不是天上的群星，而是紫色和粉紅色的小點、灰色的陰影與黃色的亮線。

到後來，我們不僅將這些技巧用在診斷上，在臨床領域中也借助這種技巧詮釋每件事。「解構」變成我們判讀事物的專業工具，我們靠著它來理解複雜度益增的臨床問題。遇到多重器官衰竭的病人時，若將問題縮減到身體各個系統——像是神經、肺部、心臟等——即使最資淺的住院醫師也處理得來。當你一個象限一個象限地檢視病人的腹部時，不規則彈跳的子彈所造成的傷口，就成了一組組各有不同且有辦法修復的傷口。就連肝臟移植，都能拆解成比較容易完成的小型步驟。藉由了解所有的「片斷」，我們感覺自己有能耐控制最令人卻步的狀況；而且透過反覆練習這種技巧，我們會變得相當在行。

實際上，我在受訓的過程中逐漸愛上這種解構法。在精神層面很令人滿足，就好像拿起一盒弄亂的拼圖片，經過組織後拼出一幅完美的圖畫。麻煩的是，我無法**停止**這麼做。上班時我幾乎持續在做這件事，而且發現自己下班後仍這麼做。在雜貨店或餐廳看到人的時候，我會專注地看著他們跳躍式的步伐、桶狀胸，或者布滿細紋的皮膚，心裡想著：**中風**、**肺氣腫**、**如假包換的老菸槍**。奇怪的是，那會令人興奮得顫抖。擁有透視眼可能就是這樣吧。

有一天，我母親的妹妹葛瑞絲姨媽向我徵詢醫療建議。她的外科醫師剛剛替她移植了一條血液透析管，用一小段管道將上臂的動脈和靜脈連接起來。她前臂的血管太細了，安裝在那兒的人工血管一再地癟掉，無法承載洗腎所需的高速血流。後來人工血管凝固阻塞，外科醫師只好移到她的上臂，希望這些粗一點的血管能撐久一點。

那天下午，姨媽在她家客廳捲起袖子，讓我看新的移植部位。近十年來她的身體不斷地萎縮，現在的身高只勉強到我的胸口。我在她的上臂看到像蛇一樣在皮膚底下凸出的移植物，以及留有黑色尼龍縫線、約莫四吋長的傷疤。我觸摸她泛紅的皮膚，只感覺得到我自己手指的脈搏。

我的思緒開始飄移。我看到發紅的切口敞開，露出細小的動脈與靜脈。有一叢藍色的縫線——每條都比頭髮還細——將她的血管與移植物連接起來。但是人工血管並沒有因新鮮且嘶嘶流動的血液而顫動，反而因積滿凝固的血塊而呈紫色。

我望向姨媽的右臂，但它看起來和左臂同樣細瘦。我低頭看著姨媽的大腿；但我在腦海中將皮膚移除後，底下的血管仍是無可挽救地窄小。我的思緒奔騰前進，跳過一年，或許兩年。我看到她的外科醫師的每次嘗試，每條新的人工血管仍舊一再凝塊阻塞，直到姨媽無法再裝救生管。

我感覺腦中湧起一股壓力；每當我遇到怎麼也拼湊不起來的片斷時，這種壓力就會油然而生。我不知如何解決姨媽的問題，卻隱約感覺到未來會發生什麼事。從那一刻起，我的心思便無法從這件事移開。

在我的成長過程中，葛瑞絲姨媽總愛告訴我為什麼我會成為好醫生。「你很善於聆聽，」她這麼說。「會有很多病患喜歡找你。」然而，現在我卻不忍心聽下去。我得使上全部的意志力，才能把視線移開，不去看她新近移植的部位以及鼻子上戴的雙叉氧氣管，而集中精神傾聽她不斷吐出的話語。當她問我醫療問題時，我不禁屏住呼吸，深怕只要一吐氣，我那脆弱的冷靜就會破功。

接下來的一年半，每當我在電話中或姨媽家向她道別，或是到醫院探視她後準備離開，我總會再度感到腦中湧起那股壓力。頭幾次，壓力來的時候我的腦袋會陣陣抽痛，好像要整個爆開來。到後來，壓力沒過多久便會出現，像是強烈悲傷的前奏曲。

一度使我的生活化繁為簡的技巧，現在卻令我完全使不上力；曾經承諾治癒能力的這門專業，現在令我感到全然無助。

打從我一出生，葛瑞絲姨媽便是我生活的一部分。她在我出生前一個星期來到劍橋；表面上是來念研究所，但在美國第一年實際做的事，除了自己的研究所課業，還得幫忙我母親應付新婚生活、異國環境，以及一個經常鬧肚子疼的小嬰兒。

那時姨媽剛從台灣的最高學府畢業，是個出色的業餘運動員。有一張舊照片中，她站在我母親身旁，笑容燦爛且姿態從容大方，好似優雅（grace，即葛瑞絲姨媽的名字）已成了她的第二天性。她的臉龐非常豐潤，就像新英格蘭十月成熟的多肉南瓜，小腿肌肉則圓鼓強壯。現在我步入中年，回溯過往，我無法想像姨媽怎麼待得住那間公寓——裡面塞擠了她姊姊、姊夫、難以哄騙的外甥女，以及遠在世界另一端的家鄉的光榮回憶。

但還是孩子的我既不關心姨媽是否快樂，也沒將她過去的成就放在心上。我滿腦子只關心自身的享樂；而從幼年開始，享樂的焦點集中在飲食。在這場祕密追尋美食的過程中，經歷了腎上腺狂飆、嘴巴顫抖以及令我心智大開的味覺享樂後，姨媽和我之間建立了最初的聯結，那是一種追求味覺享受的同盟關係。她不但會拿母親禁止我吃的食物給我，還像我一樣愛上這種滿懷罪惡的感覺。從葛瑞絲姨媽那兒，我學會在溫牛奶中加進幾匙糖、將同樣的雪白結晶撒在白飯上，以及直接從盒中抓取「嘎吱船長牌」穀物脆片來吃。不論她在哪兒，總會創造一個葡萄糖天堂。如果我謹慎地告訴姨媽，母親是怎麼告誡我的，她便揮揮手，捧腹大笑，並且慫恿我趁母親不在時多吃點甜食。

雖然姨媽搬走後我們就不常見面，但對我來說，她的地位不降反升。她最早從事的工作之一是教書。她不僅是我的葛瑞絲姨媽，還負責帶一群大我四、五歲的學生。從她的住處那天堂般的廚房再過去一點點，有幾個抽屜裝滿了美術用品、工具書以及她帶的班級所做的美術作品。這是我接觸其他大孩子的機會——雖然是間接的——而葛瑞絲姨媽把它變成一件重要的事。她拿出蠟筆、紙張和工具書，講學生的事逗我開心，還眞誠地品評我的美術作品，讓我相信自己的能力足以跳過幼稚園、直升小學三年級。幾年後她有了自己的孩子，我則忙於課業、朋友和課外活動，但心底總是有些羨慕葛瑞絲姨媽的孩子。

我上大學後越來越少有機會見到葛瑞絲姨媽，但在住院醫師訓練期間曾和她聊過幾次。她的腎臟逐漸走下坡，我也剛好開始學習移植技術。幾年前，我搬到離她家好幾座城市遠的地方。現在，我已經是受過完整訓練的移植外科醫師，她也列在腎臟移植等候名單上七年了。在她覺得身體比較舒服的幾次難得機會，我們曾一起吃午餐。

我剛學步的雙胞胎女兒，和我在她們這年紀時一樣，喜歡見到葛瑞絲姨媽。現在，葛瑞絲姨媽的家已經成爲我女兒最可靠的玩具、薯片和愛斯基摩派④的來源。每次我們一起進餐時，姨媽會咀嚼幾個小冰塊，一面品嘗這珍貴的冰冷液體，一面擔心著多吃一塊冰，會使她在下次洗腎前喘不過氣。我兩個女兒坐在高腳椅上互相丟擲午餐碎屑，像是米飯糰、吃了一半的玉米筍，以及軟爛不成形的蝦肉屑。每當我靠過去收拾她們造成的髒亂，都會瞄到葛瑞絲姨媽伸出褲管的小腿——曾經十分粗壯的小腿肌肉已經嚴重萎縮，現在看起來，不比我女兒學著用的竹筷子粗多少。

第二次血液透析血管移植手術之後，便不再有午餐聚會了。姨媽上臂的人工血管很快就凝塊阻塞，外科醫師隨即擬訂計畫，準備在她的左大腿安裝另一條。

「這一次有辦法保持暢通嗎？」有一天姨媽問我，「如果再也找不到可以和人工血管吻

---

④譯註：指外層包著巧克力的香草雪糕。

合的動脈或靜脈，會怎麼樣？」

我屏息片刻後，才告訴她實情。我傾吐而出對病況發展的憂慮，幾乎哭了出來。「到那個時候，緊急腎臟移植可能是唯一的選擇，」最後我這麼告訴她。然而，考量到姨媽的身材那麼嬌小，尋找尺寸合適的腎臟極其困難，我知道她幾乎不可能做腎臟移植。

她靠回椅子後背，點了點頭，臉上沒有什麼表情，好像自始至終都知道事態會演變成這樣。她停頓了幾分鐘，我聽到自己不規律的呼吸聲，接著她緩緩開口。「葆琳你知道嗎，以前我聽到移植就覺得很恐怖，但是我現在有這麼好的腎臟和心臟醫師。你應該看看那些換了一顆腎以後回來造訪洗腎中心的人。他們看起來真棒。他們可以隨心所欲地吃東西、喝飲料，而且他們說，感覺比以前還要好呢。」她停了下來，抬頭看著我，等著我回答。

「我們會讓你好起來，」我說。

葛瑞絲姨媽笑了笑，起身走向廚房。女兒們早已默不作聲地將姨媽塞給她們的幾把藍莓狼吞下肚；那是我幫姨媽檢查身體時，她用來轉移孩子們的注意力的。姨媽走近時，孩子們抬起頭來，興奮地張大了眼，臉頰跟小手都染上了紫色。

我拿餐巾紙過去擦拭，但姨媽擺手叫我別靠近。她傾身靠向女兒們——身體看起來比她們的大不了多少——輕聲問道：「啊哈，誰想來份冰淇淋三明治呢？」

每個醫生的職業生涯中，總有某些病人，徹底改變了他們處理工作的方式。我們將這種病人視爲「指標病例」(index case)，卻鮮少與其他人討論，頂多稱之爲「有趣的」病例。不這麼做的話，便是承認自己潛藏著令人難堪的弱點。

一九九二年，心臟科醫生哈希布・厄翁(Hacib Aoun)有一篇演講稿被摘錄在《內科醫學年鑑》(*Annals of Internal Medicine*)。文中提到一位「指標病例」，是他在實習醫師訓練階段遇到的。這位病人(D先生)罹患一種進展快速的神經系統疾病，「使他變成憔悴且困坐輪椅的無助靈魂」。對實習醫師而言，D先生代表最棘手的類型：他不僅處於疾病末期，還飽受多項併發症之苦，需要厄翁持續地照料。有一天，病患的女友送給厄翁一張D先生的野生動物畫作；後來又給他看一張三個月前拍攝，病人在自己的畫作前方擺姿勢的照片。照片中的D先生與厄翁認識的這位病人，幾乎判若兩人。厄翁回憶道：

這張照片對我造成很大的衝擊，我發現我已不再將病患看成「人類」，而將他們視爲另一個「物種」：「病」種……醫生的訓練過程相當漫長艱辛，加上現代的醫學課程主要以疾病爲導向，而非病人導向，所以一路走來，很容易忘卻進入這一行的理想和初衷。

哈希布・厄翁的另一段親身經歷，令他的評論格外發人深省。在該次演說的九年前，他打破了手上拿著的一根裝滿血液的試管。這管血來自一位經過多次輸血的十幾歲血癌病患。一九八六年，也就是意外發生的三年後，厄翁感到不適，尋求醫療協助。厄翁寫道：「謎底揭曉，是噩夢的開始。」他感染了愛滋病毒。

儘管如此，接下來的五年間，厄翁到各醫學院與討論會演講，引發醫師對職業傷害議題的關注。到後來，他轉而成爲熱切的演說家，呼籲大眾關心末期疾病照護品質。演講內容出版隔天，他離開人世。

我既未染患末期重症，也不具備厄翁醫生那種沉著冷靜；然而，在盡力遵循醫學課程的教導之餘，的確勉力服膺最初吸引我進入這一行的理由。當我診斷出病患腹部有癌腫擴散時難過得想哭，卻不能這麼做，深怕視線模糊反而使我沒辦法把病患的肚子縫好。我想坐下來陪伴病患，但心裡很清楚，這種缺乏效率的行爲，在臨床領域永遠行不通。我希望能撫平病患的傷痛，卻難以承受病情無法避免的發展帶來的沉重。

厄翁醫生的演講我已經讀了十幾次。他和我之間的醫學進展相隔將近一代，倘若厄翁醫生是在今日診斷出感染愛滋病毒，預後可能會相當不同。雖然我們的年代相隔那麼久，但他的話語就像其他幾位醫界前輩一樣，引起我的共鳴。就像他寫的：「現今我們對科技知識過度熱中與迷戀，我們必須從中抽出更多的時間和注意力，用在態度、技巧與行爲舉止的傳授上。」

每每讀到這些話語，哈希布・厄翁的風範便跨越時空影響著我。他的莊嚴高貴與堅定不屈的袒率告訴我，我擁有自己的未來，可以讓自己成爲不一樣的醫生。

約略在我開始就讀醫學院時，哈佛大學推出了一種試驗性的醫學教育。哈佛的新途徑教學法（New Pathway program）標榜以整合的方式進行學習，與盛行一世紀之久的化約理論（reductionist）典範迥然不同。

一直到二十世紀早期，醫學生學習知識，都是透過學徒制度或標準迥異的各所醫科學校。一九一○年，卡內基基金會（Carnegie Foundation）委託教育學者福勒克斯納（Abraham Flexner, 1866-1959）研究美國醫學教育現況。根據研究成果所提出的建議（通常稱爲〈福勒克斯納報告〉〔Flexner Report〕），成爲一連串醫學教育大幅度改革的推手。各家醫學院著手將課程標準化，依據科學基本原則來教授臨床工作。〈福勒克斯納報告〉對美國醫界的影響長達一個世紀；而水準一度參差不齊的美國健康照護系統，得以躋身世界前茅，在許多方面也可說是這份報告的貢獻。

福勒克斯納特意強調的重點之一，乃是醫學教育課程的適當順序；四年學課中包含前兩年的基礎科學訓練，以及隨後兩年的臨床學習。前兩年的課程又細分爲不同的基礎科學組別；第一年專心學習一般的人體解剖與生理機能，第二年則主攻異常生理與疾病所造成的影響。

我在福勒克斯納發表報告後過了七十五年，才開始接受醫學教育，但學校的課程幾乎仍完全遵循福勒克斯納的指導方針。我的某些老師才識相當出色，使我花了第一年大部分的時間與第二年中的不少時間，背誦大量的名稱、公式與路徑間的關聯。頭兩年某些時候，教授會不經意地提及，某些事例對於病患照護很重要。我記得自己很仔細地記下這些獨特的金玉良言，用星號和驚嘆號註記。

醫學院大部分的課業就像心智上的苦工，當我問同學們感覺如何，他們頗有同感地笑了笑。我那異常沉著的實驗室伙伴瑪莉說：「葆琳，這就和學習閱讀的過程一樣啊。想想拚命背單字的那幾年吧。」

不過，哈佛的新途徑教學課程並沒有細分學科，而是奠基在以問題為導向的學習方式，其中包括「演講、實驗室操作、每週安排著重於人道醫療觀點的學習體驗，以及為了促進人道精神與醫病關係所設計的臨床體驗」。每個個案是用以綜觀全局的借鏡；「新途徑」的學生學習的學科屬於一個具有連貫性和一致性的整體，如同一張大圖的一小部分。推動這項創新改革的人相信，以這種方式進行醫學教育，可以養成較整體性、因此也較人道的照護病患方式。

十多年後，教育學者檢視新途徑教學法對學生造成的影響。看來實驗生效了。他們發現，比起接受傳統教育的同行，新途徑教出來的第一批學生認為，自己有充分的準備，以富有人道精神的方式行醫，而且面對有社會心理問題的病患時也比較有信心。從一九八五年開始，其他醫學院也開始嘗試類似「新途徑」的教學大綱，重新編修課程，為未來的年輕醫生提供更整體性的醫學教育。

醫學教育領域的這項新作法，也許是改善我們未來的藥方之一，因爲它能夠解釋「關係」(relationships) 的重要性——科學與藝術之間的關係，心靈與肉體之間的關係，乃至於所有個體之間的關係。到頭來，解除病痛苦難最有效的對象，或許便是「意識到共同的人性」這件事，而不是解構人性。而「意識到共同的人性」，很可能是讓醫生更爲稱職的關鍵。

厄翁醫生演說的結尾提到，我們要尋找會說出「我了解生這個病的是**你**，但是**我們**會一起面對它」的好醫生。接著他寫道：

> 面對相當慘重或無法治癒的疾病時，醫師不會淡出，反而更加重要。容我這麼說：可供選擇的治療方式越少，你和病患的關係就應該更加緊密。當病情無法治癒，仍然能做許多事來緩和傷痛。

葛瑞絲姨媽一直深信我可以好好地「聆聽病人」。她很清楚生病的感受，了解聆聽病人(與他們**同在**) 可以如何轉移傷痛。在她的外甥女身上，她看到了或許可以做到這件事的人。

但經過多年的訓練後，我漸漸遺忘這件事。我學會工作上的解構法，卻忽略了各個環節之間的關係。我忽略了我和病患共有的人性，而且幾乎忽視了人性與疾病的關係。我一直專注在「袒露人類」（Visible People）身上，卻忘了柯克蘭醫生曾親暱地問起我的朋友、家人和「特別的朋友」。或許有一段時日，我曾相信自己會以一種新的、更爲人道的方式行醫；但不知怎麼地，一路走來這份期許已經消失無蹤。

還好有葛瑞絲姨媽，讓我不致遺忘初衷。就是這位在我的生命中最早和我分享快樂的女性，讓我明瞭自己喪失了什麼。

大約一年前，我在撰寫一篇談腦死與器官捐贈的文章。我將草稿寄給姨媽，心想她的故事或許能增添有意思的個人觀點，但我得徵求她的同意。草稿寄出後的某個下午，姨媽打電話給我。

那時她剛剛返家，結束三個月的住院——大部分的時間都待在加護病房。電話中她的聲音微弱得幾乎聽不見，每句話似乎都耗盡她的體力。

「我覺得這篇文章太棒了，葆琳，」她說。「一想到別人可以從我的經驗中獲益，我就很開心。」我很心疼她撐著身子跟我講電話，所以即使她的鼓勵使我感到振奮，我還是提議另找時間再好好聊。

「好啊，就這麼辦。」她回答。「不過我希望你再為我做一件事。」

我等她講下去。平日姨媽相當重視隱私，所以我猜她會要我隱瞞她的身分。我試著幫她說出她想說的，好讓她不必耗費更多的精力。「姨，別擔心，」我說。「我會修改你的個人特徵，讓人認不出來。」

我聽到電話那頭的刺耳呼吸聲。「我不是要說這個，葆琳，」她說。「要怎麼做你決定就行了。」她難受地調順呼吸，停頓了好一會兒。「我只要求一件事。我希望你能夠多寫寫你姨丈和表弟。」這是第一次，我不再想著姨媽的植入物、血管及移植候選人，而將焦點轉到姨丈與表弟身上。我想著，這十年來，他們的生活以全心照顧姨媽為重心。

「他們總是陪著我、聽我說話。你姨丈對我照顧得無微不至，你表弟也幫了他不少。他們犧牲好多。」姨媽的聲音開始顫抖，我聽到她盡力吐出最後一句話：「我虧欠他們太多太多了。他們兩個人遠比我經歷過的，或者我說得出的任何事物都來得重要。我的故事也是他們的故事。」

三個星期後，姨媽過世了。

那天早上我陪在她身邊。就像過去我曾在其他病人身上看過的那樣，她呼吸得很吃力，空氣在通過喉頭時咯咯作響。起初她似乎神智不清，用力搔抓身上的癢處。我表弟陪她一整晚，幫她抓癢、調整氧氣面罩、按摩她的雙腿。當姨丈走進房間時，一股輕柔的寧靜緩緩通過姨媽全身，她從臉到腳趾頭都放鬆下來。緊皺的眉頭開始舒展，曲起的膝蓋漸漸伸直。

我留下姨丈與表弟，離開房間，不到一小時他們打電話通知我，姨媽過世了。她走得很平靜，而姨丈和表弟就坐在那裡，單純地陪伴著她——就像往常那樣。

第三篇

反思

7 第一，不造成傷害

最先發現的是理髮師。他已經幫山姆洗頭洗了二十年，那天幫他洗頭的時候，摸到頭皮底下那兩顆彈珠大小、和石頭一樣硬的腫塊。

「你最近撞到頭了嗎？」理髮師問他的客人。

山姆頂著滿頭的泡沫坐起來，從黑色塑膠圍布底下伸出手臂，去摸剛才理髮師手指停留的地方。

「我得打個電話給瓊安，」他說。

兩年前，山姆因爲罹患C型肝炎及肝癌，做過肝臟移植，從那時候開始，他便仰賴妻子瓊安替他安排一連串的例行門診、整理大包的藥丸，並且敦促他遵循嚴密的電腦斷層追蹤排程，希望及早偵測出轉移現象。山姆在洛杉磯開了一家頂尖的投資公司，自個兒包辦這些事綽綽有餘，但瓊安特別懂得照顧人。

他們兩人結爲伴侶，始於一九五〇年的一場盲目約會；那時，瓊安是剛離婚不久的單親媽媽。「當時我一心想逃避，」有一回山姆門診時，瓊安向我透露，「不過，山姆開一輛漂亮的車，還替我開車門。我認爲他是個完美的紳士。」婚後，山姆收養了瓊安的兒子，又和她生了兩個小孩。「山姆告訴我，我唯一的任務就是教小孩，其餘的事他會擔。但他很清楚我的工作更吃力——我要把三個孩子帶大，讓他們快快樂樂且受人歡迎。山姆常說，如果我們的孩子能達到我期望的一半，就能當總統了。」

最近幾年，瓊安將全副心力拿來照顧山姆，因應複雜的醫療狀況。山姆相信，他的病情恢復得那麼快，瓊安的功勞最大。我也這麼認爲。移植後的兩年間，山姆只回醫院兩次：一次是因爲闌尾炎，一次是因爲發生輕微排斥現象。

那天下午瓊安打電話到醫院，聲音顫抖。山姆從理髮店返家後，她也摸到了這些堅硬、不規則、有不祥意味的腫塊。一個星期後，我們做出的切片病理報告，證實了山姆和瓊安最擔心的事：癌症已經擴散。

山姆開始做化療，但沒過多久，頭皮出現第三個團塊。兩個星期後，瓊安再度打電話來。山姆的舉止不太對勁，他的頭部做了核磁共振，顯示腦部有個新轉移。由於他的病情進展得很快，我們推測這顆新腫瘤會繼續長大，有可能在幾個星期內，山姆就會開始抽搐，甚至昏迷不醒。我們告訴瓊安和山姆，眼前他們唯一的選擇，是對腦轉移部位做放射線治療；放射線可以暫時抑制山姆的癌症擴散，但無法治癒他。

過了幾天，瓊安打電話到我的辦公室。我認出她那輕柔、顫抖的聲音。山姆正跟物理治療師在一起，所以她悄悄溜到屋子另一頭打電話給我。

「他現在怎麼樣？」我問。

「他看起來還好。但我很擔心他腦袋的這些東西，」瓊安邊說邊嘆了口氣。我想像她抱著電話縮在角落，對著聽筒小聲說話。「每次他忘記什麼事，我就害怕腫瘤又長大了。接著才想到，其實我們倆向來忘東忘西的，所以這不是什麼怪事。」瓊安問了有關放射線治療的事。她和山姆要求在接受進一步治療以前，先考慮幾天。瓊安想知道，如果做放射線治療，山姆還能活多久？如果不這麼做，又會怎麼樣？有什麼副作用？還要繼續化療嗎？說著說著，我聽到她在電話那頭啜泣。

「要到什麼時候你才知道，」她好不容易讓自己的呼吸平順下來，「自己做的已經夠了？」

我抬起頭盯著辦公室的白色天花板，試著想像瓊安當下的感受。我知道她想找個有同理心、且能協助她做決定的人。我翻遍了腦中的檔案，想找個可以澄清這些問題的答案。我讀過什麼和肝癌轉移、放射線治療及存活率有關的資料嗎？我試圖找出一個答案，希望它讓我有十足地把握說，「不，山姆不該做放射線治療」，或者「是的，讓山姆的腦袋接受放射線照射是有道理的」。可是，我完全想不起來有什麼相關的臨床研究、試驗或文獻能幫得上忙。

仍試圖在一片空白的記憶中找出什麼的同時，我終究對瓊安說了實話。而實話就是：我真的不知道答案。

倫敦泰特博物館（Tate Britain museum）第十五室收藏了大批維多利亞時代的畫作和雕塑，其中有一幅畫深深烙印在我的腦海，我已經想不起來第一次看到它是什麼時候。在一間鄉間小屋，天剛剛亮，角落的油燈映照著兩個人：行將康復、雙頰紅潤的年輕病人，以及神情嚴肅的醫生，他的神情像父親一般，專注地凝視著病患，好似掌握著病患如何奮力求生的答案。

〈醫生〉（*The Doctor*）這幅畫作於一八九一年首次展出，是維多利亞時代畫家路加・菲爾德斯（Luke Fildes）的作品，他以描繪社會上的不公與貧困的一面而聞名。菲爾德斯的長子於一八七七年的聖誕節清晨病逝，後來他憑著記憶畫出〈醫生〉這幅名畫。儘管兒子終告不治，這位藝術家仍然感激兒子的醫生古斯塔夫・莫雷（Gustavus Murray）。〈醫生〉不僅表達了對莫雷醫師的敬意，也試圖「見證這個時代醫生的地位」。

當時，醫生的地位有很大改變。菲爾德斯和同時代的人們親眼見證了，一連串醫學發現如何大幅提升公眾的健康福祉。內外科醫師將他們的訓練與治療方式標準化，捨棄舊時的概念（比如「放血」和「清腸」），並且將麻醉和無菌技巧納入其醫術中。身體，不再是個神祕的疾病容器，而是有道理可循、有修復可能的生化機器。

而醫生，正是促進這場革命的人。治療疾病的能力賦予了醫生權力，很快地，「大權在握」使得醫生不甘於僅僅治療某些疾病，更急切地試圖治療所有病痛。反過來說——什麼都不做——意味著刻意不對疾病施加任何力量。

「我們的作爲足以抵禦疾病和死亡」，這想法眞是令人陶醉。這我早就知道了，它幫我撐過訓練期間許多熬夜的日子。當你走進涼颼颼而井然有序的開刀房，施展當下所有的科技器具和魔法，在幾個小時內便解決攸關生死的重大問題——不可否認，你會感到陶陶然。「外科」這門專業，是用行動來定義的。我的一位學生曾說道：「外科醫師會對問題**做**些什麼，而不是呆坐著思考。」

但是，外科醫師並不是「實踐者樂園」的唯一成員。雖然手術（尤其是肝臟移植）代表一種極端的情況，但某些不做或只做少許侵入性治療的專科醫師，也覺得自己不得不**做**些事情。病人帶著問題來看診；如果不開些藥、做些檢查，或者下個明確的診斷，這次診療便缺了什麼。

醫學上應付臨床問題的基本架構，即所謂的治療流程，也會主導醫生的行爲。教科書和醫學期刊中經常出現的流程圖，爲各種疾病制定一個步驟接著一個步驟的治療計畫。圖表中的每個點都有幾種可能的結果，接下來分別導出幾個行得通的治療選擇。然而，在這個決策樹狀圖中，沒有任何一個分枝連結的方塊會寫著**什麼都不必做**、**固定不動**，或者**袖手旁觀**。相反地，如果不需要做什麼治療，我們仍將等待期描述成「主動的」，而非「消極的」。流程中可能會有**靜脈注射抗生素治療六週後再重新評估**。或者，我們決定進行一段**期待療法**（expectant management）或**密切追蹤**（watchful waiting），好像我們只是暫時不做介入性治療罷了。即使決定等待或什麼都不做，我們仍會做些準備動作。這就好像我們機動性地控管時間；彷彿那段期間結束後，我們仍能進行更多的治療。

我們往往將這些干預和「期望」搞混，誤以爲「更多的治療」代表「更多的愛」；在生命垂危之際更是如此。這導致暫停甚至取消治療幾乎不可能——不去治療病人等同於放棄他，這在道德上說不過去。此外，一旦展開療程，干預者便負有義務。都已經做了那麼多，醫生——許多病患及家屬也是如此——不太可能就此放棄之前付出的努力。

在我們試圖展現卓越能力或博愛胸懷之際，卻看不清「最尖端魔法」這把雙刃劍既能載舟、亦能覆舟的特性。直到生命結束前寶貴的幾個小時，我們仍持續奮戰，相信治癒病人是唯一的目標。我們不僅將方向錯誤的治療施加在他人身上，也用在自身。當生命接近終點卻仍飽受折磨，十九世紀的期望，似乎成了二十一世紀的不幸。

手術台上有個孩子時，你一定知道。兒童在麻醉後很容易失溫，因爲麻醉剝奪了他們顫抖產熱的功能，而手術又讓器官暴露在外。開刀房牆面拼接工整的瓷磚、潔淨無垢的不鏽鋼台面，以及消毒過的無菌器械，感覺格外冰冷，像是個連人都進得去的超大冷凍庫；有時卻又相當悶熱，有如工業用蒸氣室。手術台旁邊，圍聚著形似笨重薯條加溫器的烤燈。它們就像觀察家般焦急地盯著手術部位，緩緩將細長的金屬頸項和火熱的頭部，伸到手術小組的頸背和肩膀上方。

每當麥克斯進入開刀房，這些燈具便會對著我散發熱氣。它們猛烈地將熱能射入麥克斯敞開的肚子時，似乎也在我全身唯一暴露在外的皮膚——後頸那一小塊——找到棲身之處。每回麥克斯的手術剛開始進行，我很歡迎這種代替陽光的機械產物，因爲我在位於地下室的手術房以及與外界隔絕的加護病房工作，已經好幾天沒接觸陽光了。然而，手術快結束時，當我匆忙地用藍色尼龍線縫合最後一層破碎裸露的皮膚邊緣時，這些持續不懈的機械怪物所散發的熱力，無情地提醒著我，我已經在這孩子身上花了不少時間。

第一次見到麥克斯時，他才幾個月大，卻已經是生物學上迷你版的啓斯東警察（Keystone Kop）①。他母親懷他的時候，他的肚子因爲組織缺損而裂開——也就是所謂的裂腹畸形——使得毫無保護的腸圈泡在十六歲母親的子宮內滑動。懷孕第三期剛過一半，麥克斯的腸道便彼此絞纏、截斷血液，變成一團壞死腐敗的腸子。婦產科醫師緊急將麥克斯剖腹產出，拿著手術刀在另一個房間等待的小兒外科醫師，則立刻切除剩餘的壞死部位，幾乎切掉全部的腸道。

麥克斯四個月大時，十六歲的小媽媽受不了越來越複雜的照護方式，放棄嬰兒的監護權。才八個月大，麥克斯便經歷全靜脈營養可能發生的所有併發症。全靜脈營養又稱爲TPN，是從靜脈輸注營養，以供他存活及生長之需。最後，麥克斯的肝臟停擺了——這是TPN可能發生的併發症中最嚴重的一種。他的肝臟不再生產凝血因子，所以醫護人員在他身上留下的針孔都會流血不止。他的暖棕色皮膚變黃，不再踢腿、不再微笑。由於肝臟

①編按：早期滑稽默片中經常出現的笨拙警察，總是穿著不合身的制服。這個詞彙現在用來諷刺，耗費大量精力卻缺乏溝通而產生的錯誤。

功能異常無法進行代謝，體內蓄積了有毒的副產品，使麥克斯變得嗜睡。他開始常常吐血後，小袋的血小板（幫助凝血的細胞）像花綵飾物般掛在嬰兒床旁，好像一簇簇奶油色的氣球。

十個月大時，麥克斯接受了肝臟與小腸移植。起初植入的器官發揮功能，使他不再出血，會在病床上扭動，甚至抓取身邊的物品。靠著直接插入腸道的一根細小灌食管，麥克斯生平第一次消化了一湯匙的食物——雖然只是一種灰白色的液態補給品。

然而不到兩個月，麥克斯再度成為小兒加護病房的永久住民，在危及生命的感染與急性器官排斥這兩極之間擺盪。免疫抑制讓他保有移植的器官，保留足夠的免疫力則使他得以抵抗感染；而試圖在兩者之間取得適當的平衡，已成為無法達成的目標。

麥克斯接受移植時，我還是研究醫師，而主治醫師艾利克是麥克斯的主要照護者之一。艾利克長我幾歲，他負責帶領外科團隊處理麥克斯的狀況。艾利克神情陰鬱，擁有神似狄克・崔西（Dick Tracy）②的方下巴，是位出色的年輕外科醫生，曾經成功地幫其他幼童完成移植。麥克斯病情加重時，艾利克便花更多時間和這個小病人相處；若無法待在麥克斯身邊，就把他的病歷帶到辦公室研讀。我曾在凌晨三點發現艾利克守在麥克斯床邊，當天晚上七點，又在同一個地方看到他。他的頭髮、衣服和身體散發的氣味，顯示他忽略了要照顧自己。由於艾利克跟麥克斯相處了很長一段時間，深知這個嬰兒的所有特質以及獨特的反應；他甚至能重述麥克斯出生至今，所有重要的實驗室數據。有一回艾利克對我說：「麥克斯好像是左撇子。你有沒有注意到他怎麼揮動左手？」我說我沒注意到，艾利克對我的無知十分訝異。「那就是護士把呼吸管固定在右側的原因，」他繼續說著，然後特別強調（至少我是這麼覺得），眞正關心麥克斯的人，都知道他是左撇子。

起初，我認爲艾利克的奉獻精神相當激勵人心，他近似殉道聖人的作爲幾乎令人發顫；而麥克斯似乎召喚了我們當中任何希望被深深觸動的人。在他接受移植之前，我常不經心地逗他玩，避免自己在查房討論時打瞌睡。麥克斯就像和我同謀似的，對著我微笑，甚至咯吱咯吱地笑，好像知道我跟他一起玩，絕對比跟其他醫生爭論藥物劑量有趣多了。受到麥克斯的激勵，我發覺自己開始搶著早艾利克一步查出檢驗報告，好像早一步反應，

②編按：《狄克・崔西》是卻斯特・高德（Chester Gould）的經典漫畫，後來曾改編為電影。主角狄克・崔西是個下巴方正、略微戽斗的硬漢警察。

就表示對麥克斯的處境有著同等或更高的熱忱。我纏著放射科技師追討麥克斯剛洗出來的X光片，然後沾沾自喜地拿著溫熱的片子，去找放射科醫師做初步判讀。我決心成爲第一個知道結果的人，希望幫得上麥克斯。我設定呼叫器的鬧鈴，要求手術醫師呼叫我，提醒我檢查麥克斯的狀況。我希望在半夜以及天未亮的清晨去看他；那個時間，正式的內外科小組——尤其是艾利克——都還沒有到。

每天清晨六點，護士替麥克斯更換衣物，我會趁這個時候，從頭到腳、巨細靡遺地檢查麥克斯，從他浮腫的小小身軀上，扯下每塊敷料、紗布、繫帶、圍毯；這是我狂熱的慣例的一部分。最底層往往浸透了麥克斯腹部滲出的粉紅色液體，而距離上次換完藥才四個小時。謹愼地撕除最後一層後，便看到外科術後的痕跡。麥克斯一直沒長出眞正的腹壁，所以我們將消毒過的白色塑膠厚片縫在開口邊緣，以覆蓋新移植的腸子。每當麥克斯咳嗽，塑膠片便向前凸出。手術裂縫會滲出透明液體；而麥克斯每次用力，都會扯離將塑膠片固定在皮肉上的藍色縫線，使得透明體液混入血絲，呈現淡紅色。

一週接著一週過去，儘管我如此熱心關注，麥克斯的病情仍舊持續惡化。他的身體排斥植入的器官，所以我們給予高劑量的類固醇③，使得他的臉頰像吹氣球般鼓起來，呈現月亮臉的特徵。他的小小身軀因爲重複感染而脹滿了液體，而他原本又黑又大的晶亮雙眼，則變成圓滾腫脹身軀上的一對小小破折號。他癱臥在床上——爲了容納所有醫療設備，我們改用成人病床——由於器材實在太多，移動麥克斯時還得召喚他的專屬小組。他必須持續使用一個體積有他五倍大的呼吸器，但連接的呼吸管直徑和鉛筆差不多。通往膀胱的導管只比電話線稍微粗一點；它從膀胱通往尿道，再從迷你陰莖的腫脹頭部鑽出，將小滴的尿液導入懸吊在病床邊的尿袋。

麥克斯一度呈奶油色的皮膚，很荒謬地變得不夠監視器及導管使用。連接麥克斯與心臟監視器的幾條電線，用印有卡通圖樣的圓形貼片固定在他身上，好像這麼裝飾，會讓電線比較不那麼嚇人似的。由於他身上沒有足夠的空間容納所有物品，護士便利用病床四周夾住電線並固定敷料。他們將連接導管的機械幫浦掛在附有輪子的高高吊架上。院裡年紀稍大、健康狀況也比較好的孩童，會拿這種吊架當滑板玩；他們站在裝了輪子的底座上，

---

③譯註：為了抑制免疫反應。

在病房滑行。然而對麥克斯而言，這些懸掛儀器的架子，就像群聚在床頭、只剩骸骨的馱獸。

不管麥克斯出現多少次危機，艾利克都不鬆懈。每當麥克斯的體溫急遽上升，艾利克的狂熱便跟著加速。即使他暫時抽身休假，也會不斷打電話問我麥克斯的狀況；聽那語氣，似乎在斥責我們未能像他那樣掌握麥克斯的病情。到後來，沒有人敢不先通知艾利克，便在麥克斯的病歷上開立醫囑，擔心他會在查房時對我們破口大罵，或者瘋狂地頻頻撥打我們的呼叫器。我們若擅自開立醫囑，他的電話隨即追來，質問道：「你們這些傢伙在想什麼!?」

雖然有了艾利克英雄式的努力，但倘若我們找不出麥克斯持續感染的源頭，他還是撐不了多久。但是，X光片並未顯示他的腹部有什麼可疑之處；而他病得這麼重，不管是進開刀房走了段冤枉路，還是手術中出了什麼意外，都可能令他小命不保。然而，艾利克仍然決定讓麥克斯進開刀房，他擔心是移植腸道附近隱藏的感染窩導致發燒。「我們一定得帶他回開刀房，」一天下午查房時他對我們宣布。「我是說，還能選擇其他作法嗎？」艾利克盯著我們，問了一個不需要我們回答的問題。我們都知道他真正想問的是什麼：我們做得夠多了嗎？那是**我們的**錯嗎？

回開刀房的這趟路，只是往後近十趟同樣路程的頭一回，而每次重返都是悲慘的任務。我們頂著灼熱的烤燈，剪開固定塑膠片的藍色縫線，查看那充滿腫脹器官的小小體腔。我們在團塊中覓路前行，在緩緩推進時全神貫注地遵照希波克拉提斯（Hippocrates, B.C. 460-377）④的誓言——「不造成傷害」。我們深怕無意間在移植的腸道上割個小洞，形成另一個感染源；但又顧慮著，若不仔細尋找，可能會漏掉隱藏的感染窩。在找不到感染窩卻又擔心造成進一步傷害的情況下，我們拿了塊新的塑膠片蓋回麥克斯的肚子。縫合用的線操作起來就像尼龍釣線，我們以鎖縫縫法將塑膠片縫在麥克斯的腹壁邊緣。但五、六次手術下來，麥克斯的肚皮邊緣開始壞死、脫落，我們越來越難找到一丁點未曾動過的皮肉，好穿過新的縫線。

一個多月後，麥克斯死於黴菌感染；黴菌用各種方式滲入血液，而且幾乎入侵麥克斯

---

④編按：希波克拉提斯為古希臘醫生，也是西方醫學的奠基人；其行醫宣言“First, do no harm.”是西方醫學倫理觀最重要、最根本的中心思想。

的所有器官，包括腦部。當天晚間，我在開刀房處理另一位病患，告知開刀房護理長潔咪麥克斯的死訊。潔咪的個性相當務實，是個優秀的護士，對於病患以及「醫院政治學」，比大多數的醫生還有洞察力。我跟她說麥克斯的事時，她漠然地看著我，停頓了一會兒，然後回頭繼續工作。

「也許這是好事，嗄？」她邊說邊將抽吸管從一個引流瓶換到另一個。她走出房間時，大聲問道：「我的意思是，你們能對一個人做多少事呢？」

麥克斯過世後好幾個月，我仍不時想著，我們在他的死亡事件扮演的是什麼角色。我知道艾利克是個好醫生，他竭盡所能地照顧麥克斯，堪稱英雄；即使在「爭著當麥克斯最熱忱的醫療支持者」一事上，也打敗了我。然而，我無法擺脫對那個小嬰兒生命最後一個月的記憶——敞開的腹腔、動過頻繁手術的赤裸皮膚，以及在外科這一門始終存在的儀器設備。

陷於無助及無聲狀態的麥克斯，就好似一台電子顯微鏡，不僅發現到我們自己幾乎察覺不到的、纏結難理的潛藏反應，還將它們放大，直到它們擁有自己的生命力。我們想爲這個孩子盡一切努力；兒科和我們外科醫師群決定以技藝的極限——一小塊移植的肝臟加上一小段移植的腸子，以及全世界所能找到最好的重症照護——來達成任務。即使我們懷疑自己是不是做得太多，仍無法就此罷手或者互相討論，以解決這些擾人的情緒和彼此的歧見。或許我們對麥克斯做得太多了，但是我們過於倚重醫學技術。孩童尺寸的捐贈器官很罕見，所以麥克斯的死，理論上共賠進三條性命：麥克斯、年幼的器官捐贈者，以及在等待名單上的另一個孩子——麥克斯用掉了他原本可以得到的器官，使這個孩子在等候期喪命。

兒科醫師爲麥克斯用盡各種可能的醫療方式，外科同仁和我則藉著去開刀房的一趟趟路程，撫平自己的苦惱與無助感。我們困在自己所挖掘的軌道中；儘管偶有懷疑，仍舊循著「介入」的路線前行，直到徹底毀滅所照顧的對象。

陷入這種困境的，不僅僅是醫生而已。病患與家屬同樣受到這種令人上癮的治療力量的影響。病患有時對治療照單全收，因爲他們相信，任何一種治療都意味著治癒的可能，有總比沒有好。那些參與第一階段癌症治療試驗（Phase I cancer trials）的病患，勇氣可嘉，卻是沉痛的例子。第一階段研究是最初期的試驗，目的是測定某種未獲認可的治療法的最高容忍劑量，以及可能的毒性；第二及第三階段，則決定該治療是否能產生效益。參與第一階段試驗的癌症病患通常已到末期，估計只能再活幾個月。雖然這些試驗對研發新療法有關鍵性的影響，但參與的病患眞正從該治療中體驗到任何反應的，不到百分之六。然而近來有兩項研究顯示，第一階段的志願者大多數都相信，自己會從這種治療中獲益。參與其中一項研究的病患認爲，他們會因接受這種實驗性療法而再活兩年或更久。這種誤解反映出，實驗者與病患之間溝通不良，同時顯示出病患對於治療與預後固有的樂觀態度。簡單地說那便是：如果做一點點是好的，做更多一定會更好。

照這樣推論，死亡成爲個人的挫敗；撤回治療意味著宣告失敗。當醫生本身，或者病患與家庭成員之間，還存有某些未能解決的私人問題，要抽回治療更形困難。生命即將終結之際，病患以及病患身旁的人，更強烈渴望解決過去的歧見或者將事情「做對」，沒有其他時機比生病與治療期間更適合宣泄這些情緒了。追求更多的介入性治療，似乎是這些情緒的自然延伸；治療變成一種隱喻，不但代表愛，也代表某種期望。

然而，就連我們當中最積極的人，都對這種期望所驅動的治療感到不自在。很多醫生目睹同僚甚至他們自己，因迷戀科技而做的治療決定，終致引發令人悲痛的後果；他們認爲，自己是因過度治療病患而害了病患。若問他們，萬一自己被診斷出得到末期疾病時會做何要求，絕大多數的醫生選擇限制或撤除維生治療。這些醫生比較可能支持那些要求撤回治療的病患，卻可能認爲有義務繼續治療其他人，以免觸及法律問題。

這種矛盾的衝動——一方面主張治療，一方面又擔心治療的後果——導致道德上的疑慮。最近的研究發現，接受過完整訓練的主治醫師中有三分之一、住院醫師則有近四分之三自覺，在照護終末病患時違背了良心。過半數的醫師提供人工呼吸、心肺復甦、血液透析、人工營養與水分補充給他們的病患，甚至在他們相信這些是多餘的治療時仍這麼做。

那麼，該怎樣解開這張糾纏不清的網？身爲醫師、家屬或病人，我們如何知道，何時停止治療，改行緩和醫療？

我曾經拿這個問題問過病患和自己的家人，他們的答案似乎相當直接：沒有指望時就停止治療。從這個觀點來看，爭議的重點不在於決定怎麼做，而在於取得病患明確的同意，讓醫生在恰當的時機停止治療。

從一九九二年開始，全美五十州的人民都可以藉由預立醫囑（advance directive）表達意願，且具有法律效力。然而只有約五分之一的美國人事先立下指示，而且美國各道德團體之間對該議題有很大的歧見。舉例來說，美國白種人就比非裔美國人更可能簽下這種法律文件。

與通俗信念相反的是，預立醫囑並不能保證臨終照護品質會更好，因爲不同的病患對於醫藥治療與臨床症狀——如疼痛、躁動、呼吸急促等——的看法，還是有些許差異。我曾看到病患和家屬帶著詳盡的預立醫囑來到醫院，然而一旦面對該停止治療的事實時，他們便煎熬不已。簽署這些指示時的動機和考量——特別是「避免痛苦」——又再度影響先前的決定。此外，病患和家屬預期即將失去對方而感到悲傷，以及擔心會不會因此而使死亡提早來臨，使他們對於是否停止治療感到遲疑。在律師事務所簽署文件時，看來那麼清楚明確的選擇，一下子在道德上與情緒上變得相當複雜；也可能是因爲病人與家屬預期離死亡還有一段時間，而延後暫停治療的決定。不只一次，病患家屬事先告訴我，他們不願意成爲負責喊停的那個人。雖然醫療指示的確提供醫師與照護者遵循的架構，但就算計畫得再詳盡，也不盡然能讓病人與家屬在面對死亡的複雜眞相時，做好充分的準備。

病患與摯愛他們的人、乃至於主要的照護者，彼此的認知也有明顯的差異。不論有沒有預立醫囑，家屬在情緒上往往難以調適，對於「什麼是有意義的生命」也有不同意見。

有一項研究發現，百分之四十六的病患與照護者對於是否使用心肺復甦術有不同意見，而百分之五十對於是否使用呼吸器也有歧見。

醫生也可能會對臨終病患的意願做出拙劣的判斷。比方說，對於DNR（Do Not Resuscitate），也就是「不實施心肺復甦術」的指示，不同醫生的解讀大異其趣。雖然這項醫囑明確指出，只有在病患心臟停止時才免除急救措施，但醫護人員卻仍可能以全然不同的角度詮釋DNR，而縮減**所有的**治療。我在訓練期間發現，病人「狀況改變」的消息往往會令住院醫師鬆了口氣，那意味著「一下子少了個病人要照顧」。

到後來，「放手」的困難可能與我們內心的掙扎沒太大關係，反而和「死亡難以定義」一事糾葛不清。我們缺乏信得過的方法斷定一個人什麼時候會死。即使以最好的醫學預測方法（理學評估加上統計），「發生死亡現象」與「死亡眞正降臨」之間，仍然有一道鴻溝。路加・菲爾德斯一輩子乃至於他往後的時代所累積的科學知識，已經減緩了死亡的基本節拍，所以我們很難斷定，最終那道障礙究竟在何時出現。疾病曾經是死亡的明確先兆，現在卻變成「暫時的不便」，甚至只是「輕微的困擾」。「沒有指望時就停止治療」這項推論看起來相當明確，到頭來卻站不住腳，因爲死亡不再如我們所想像的，是個設定好的時間點；

實際上它是個過程。

我們對死亡的種種誤解中，特別是「**死亡**是明確、獨立的事件，能與**生命**完全區隔」這種信念，令我們在考慮臨終照護方式時猶豫再三。瓊安・琳（Joanne Lynn）與瓊・哈洛德（Joan Harrold）兩位醫師合著的《給凡人的指南》（*Handbook for Mortals*）當中提到：

> 對於「垂死」的界定，實際上比較接近身高，而非性別。有些人很明顯是「高」或「矮」，但很多人卻是「介於兩者之間」。同樣的，有些人很確定是「行將死去」或「十分健康」，但很多人則「介於兩者之間」。事實上，我們大部分人的死亡過程中，沒有哪一段能夠輕易區分爲「瀕死」或「病危」。新的眞相乃是：我們大部分的人先是和嚴重的慢性疾病「共存」多年，然後才「死於」併發症。從「共存」轉變爲「死於」的時刻，是偶然出現的。

科學進展所帶給我們的一切，或許遠超過洋洋灑灑的全套治療方案與較長的生命期望值；它們更帶來一股動力，促使我們重新思考人該怎麼活。接受了死亡過程的眞相、不再產生誤解，我們反而贏得充裕的時間。我們可以讓這段死亡過程充滿各種可能，而不致喪失任何最後機會。人與人之間在這段時間得以眞正和解以及表達情緒，而不是用積極的治療來草率做做樣子。

所以，上個世紀醫學革命帶來最後一個美好禮物，不見得是治癒疾病的希望，而是這個機會。

我最後一次看到山姆保持清醒，是在他死於轉移性肝癌之前三週。他很感謝我，特別捐了一筆錢作爲癌症研究之用。收到贈禮之後幾天，我到他家道謝，只見他攤開四肢躺在平台上，由物理治療師引導著做各種運動。山姆像往常一樣，對我點了點頭。

「你還好嗎？」我握了握他的手。他的腳上套著附有軟墊的運動襪，身上是一襲寬鬆的唐裝，全身上下一身白。

山姆轉了轉眼珠子。「大致來說還不錯，」他回答。他把雙腿轉向平台的一側，坐起身子。他將身體靠向我，將音量壓低到接近耳語的聲音問我：「我應該不會撐太久，對吧？腦袋中這顆腫瘤還是會長大，不是嗎？」

我點點頭。山姆和瓊安已經決定停止所有治療；在此之前，我們至少兩次在電話中討論他的預後。山姆的移植個案管理人和我，替山姆安排了居家安寧照顧。

山姆放開我的手，滑下平台站在我旁邊，透過圓框眼鏡看著我。

「所以你收到了？」他問我。我一會兒才意會過來他指的是支票。

「是啊，」我回答。那天早上我才剛寫好感謝函，希望能搶在腫瘤害死他之前送到他手上。「謝謝你，你實在很慷慨。」

山姆拍拍我的手低聲說道：「謝謝你。」一身雪白的他走了開去。「我現在要去休息一下，」他說著，聲音跟著他的身影消失。

接下來，山姆有一整個星期情況還不錯，他把握每一分鐘和瓊安相處。他們到兩人鍾愛的那森餐廳（Nathan's）⑤吃熱狗，下午則和親朋好友相聚。山姆還帶瓊安到比佛利山最好的禮服店，一口氣試穿十幾套禮服，他太太坐在一旁看著他。「我搞不懂他爲什麼要那麼

⑤那森餐廳是美國知名速食餐廳。一九一六年起，該餐廳每逢國慶日固定舉辦「吃熱狗大賽」，贏家可以免費吃熱狗一年。

做，」事後瓊安告訴我。「實在太瘋狂了。我們沒有什麼重要的社交聚會，而且我心裡明白他根本不會穿。但是我默不作聲看著他試穿，然後買下最貴的那件。」瓊安悲傷地嘆了口氣。「感覺像是他需要再次向自己證明他還活著。或許，有那麼短暫的一刻，他相信自己並不是即將死去的人。」

我最後一次看到山姆時，他已接近昏迷，呼吸沉重而且幾乎無法說話。當我抵達時，安寧照顧的護士在床邊陪伴。山姆認出我的聲音，他握住我的手，再度向我道謝。

山姆在家中於睡眠中辭世，瓊安和孩子們都陪在身旁。幾天後辦了個小型的葬禮，接著在家裡舉辦大型追思禮拜與茶會。

追思會後一個星期，我去看瓊安。她看起來平靜許多，但仍然相當悲傷。「我翻遍山姆所有的東西，」她說著，帶著我去看他們的衣櫥和臥房。「天哪，這麼多。他可真會搜括。」她打開一個裝滿手錶的盒子。「你知道山姆喜歡手錶嗎？」她揀起幾支手錶，用手指輕拂其餘的收藏品。我盯著瓊安的手臂，一只過大的男用錶懸在她纖細蒼白的手腕上。「我不確定要怎麼處理這些手錶，」她看著手上的錶。「我的意思是，我沒辦法同時戴著。」她打開衣櫥，那些全新的小晚禮服仍然套著店家提供的保護袋。「我要拿這些衣服怎麼辦？」她問我。

「店家會接受退貨嗎？」

我準備離開時，瓊安拿出一張兩人婚後不久拍的黑白相片給我看。照片拍得極好，好像《生活》（*Life*）雜誌上的照片。照片中的他們正走出一家餐廳，瓊安穿著印花洋裝，寬幅裙襬從纖細的腰際向外展開；山姆則穿著深色雙排扣西裝。我吸了一口氣。那麼多盛開的茉莉花從遮陽篷垂下來，看起來好像有人在這對佳偶周圍撒下一張綴滿白花的網。山姆和瓊安兩個人則笑得燦爛，手牽著手往前走。

8　很遺憾必須通知你……

我的聲音並不宏亮，算是比較輕薄的中音域；喉嚨稍微用過頭，聲音就會嘶啞；感冒病毒一侵襲，就會講不出話。我對其他人講話時，總是試著提高音量，即使是在很小的房間也一樣。我直接坐在聽眾面前，一開口就先問他們能否聽到我的聲音。我拉長子音，發母音時噘起嘴唇，越坐越靠近聽眾。

儘管這麼努力，進行某些對話時，我的聲音還是會辜負我。我發覺自己結結巴巴，用力把空氣吞嚥進越來越緊的喉頭。我張開嘴，卻只發出破裂的氣音。我暗自祈禱聽眾不會發現我狼狽的樣子。

到後來，吐出的字句總算聽得見了，聲音卻柔弱到每個人都傾身向前。「我很好奇，」我聽到自己對眼前的這些人說：「你們有沒有想過，在生命即將結束之際，自己想要的是什麼？」

我只在醫學院二年級時，上過一門如何與病患交談的課。學校安排一群專家在每週四輪流幫我們上課，指導檢查病患的要領，這是入門技巧訓練的一環。我們雖然每週一次在眞正的病患身上練習這些技巧，仍必須在同樣的講堂上六個小時的課，背誦一大堆和疾病、藥物、身體部位與生物路徑有關的資料。我們渴望**眞正的**醫生工作，所以傳授我們智慧結晶的那些專家雖然古怪，卻是來自臨床世界的啓發使者。蓄著誇張鬍子的心臟專家模仿心臟的噗通聲與呼呼聲時，邊轉動著眼珠邊把口水噴在麥克風上。臉色蒼白的肺病專家鼓起腮幫子、模仿著哨聲與喘鳴音，臉頰都發青了。身材修長、皮膚緊緻的皮膚科醫師介紹一種新語言，其中的術語我們朗朗上口：「紅斑性的」、「斑狀的」、「丘疹」。

第一學期的最後幾堂課，包含了一堂「病人訪談」。與其他揭露疾病祕密徵象及術語的課程相比，我覺得這個課題簡直是多餘的。「與病人交談」？這不是與生俱來的技巧嗎？何必花一個小時來教？然而，期末考就要到了，拿些空洞的東西——而不是拿更多實例——來塡滿當天的一個鐘頭，我樂得輕鬆。

講這堂課的是一位醫學中心的腫瘤學家；她最爲人所知的，便是對末期病患充滿憐憫之心。她身材嬌小、勉強接近五呎高，擁有明亮的雙眼和整齊潔白的牙齒。她棕色的頭髮異常地短，只留著幾小撮在耳朵和脖子附近。她準備開始講課時，一位同學靠向我：「她得了乳癌，你知道吧。」我往上看。她看起來和我們任何人一樣健康；她個子不高又面帶微笑，感覺比先前的講師都要年輕許多。「化療，」同學再度悄聲對我說，我一下子明白她的頭髮爲什麼那麼少。

講師將燈光調暗。「我想先讓大家看一段影片。」她的聲音清晰有力，出乎我的意料。「你們會看到兩種不同的病人訪談範例，」她繼續說道。「我知道這有點老套，但我想你們會抓到重點的。」

影片前半段出現一位禿髮的男醫生。他僵直地坐在椅子上，唐突地問病人問題；我和同學們笑不可遏。影片的第二段，出現一位英俊帥氣、神態自若的醫生，他面帶微笑問病患問題，並且停下筆看著對方。

影片播完，講師將講堂燈光調回來。「能不能告訴我，哪位醫生的訪談技巧比較好？」她問。我們笑了，她也笑得很燦爛。「注意第二位醫生會提出開放性的問題，」她說。「讓你的病人說話並且仔細聆聽他說的話，眞的很重要。」她走向黑板，要我們列出重要的訪談技巧。她寫下幾個我們的回答：

(1)提出開放性的問題。

(2)聆聽。

(3)看著你的病人。

接著她補充幾項：

(4)別只顧著講而忘了聽。

(5)問他們爲什麼到醫院來。

(6)試著揣摩他們如何解讀自身的醫療問題。

她寫黑板的時候，我環顧整個講堂。雖然不時傳來零星的笑聲，但所有人看起來仍然意興闌珊，坐在最後一排的同學甚至睡著了。他的頭整個往後仰，嘴巴張開。

講師放下粉筆，問道：「那麼各位，我們得到什麼啓示？」她走到講台的邊緣，那裡的燈光最明亮。她傾身向前，看起來好像要跳進我們之間。她的頭髮反射著光線，灰色的髮絲變得清晰可見。「如果這堂課能帶給你們什麼，我希望你們記住，」她收起笑容，陰鬱的眼睛似乎蓄滿了淚水。

「如果你們能設身處地爲病人著想的話，」她說，「便能成爲好醫生。」

整間教室頓時鴉雀無聲。但是**並非**這位既是醫生又是病人的女子感動了我們，而是因爲：我們相信她所說的話無庸置疑。我們大多數人自認和老一輩的守護者——也就是她那一代的醫生——全然迥異，他們雖然很有智慧，卻無可救藥地老套古板：有的對著麥克風發出奇怪的聲音、模仿某個器官；有的展示最近手術中拍的血淋淋照片；還有人以平板的聲調一再講述疾病的特殊路徑——這是他們在臨床領域的聲譽之所繫。

我當然相信，自己和同學一定會做些不一樣的事。是沒錯，我們還得藉由訓練學習實際操作技巧，但那不影響我們對未來的信心。和前輩不同的是，我們學會去質疑那些陳舊的醫療方式；而能凸顯**我們**與他們不同的，就是我們願意聆聽病人。每週與門診病患談話時，我們已經能寫出涵蓋病人生活細節的短文，內容包括他們從未向經常看診的醫師分享的事。而不知爲何，我們非常天眞地以爲，我們的老師從來做不到同樣的事。

那堂課結束後，我們沒有人再談起「病人訪談」這回事。有些人看到這位講師在醫院工作而憶起那部影片；有些人與她擦肩而過時猜想著她的病況。我則是在十幾年後，也就是歷經實習醫師、住院醫師與兩階段研究醫師訓練後，才再度想起她在講台上講課的模樣。

雖然我一開始顯得胸有成竹，但是「與病人談話」從來就不是輕鬆的技巧。肺部或心臟的聽診，或者描述皮膚的疹子，這些到後來都變成第二天性；但是和病人交談卻不是靠練習就能學會的技藝——事實上，它會變得越來越困難、越來越難以捉摸。直到訓練即將結束、在我覺得難以承受時，才想起那位講師與她的建議：要成爲好醫生，必須能設身處地爲病人著想。

我妹妹莉娜任職於一間頗爲繁忙的醫學中心。她在內科接受過完整的主治醫師訓練，現在是病房照護專科醫師（hospitalist），臨床工作的主要內容是，監督管理一般住院病患的療護過程。有一天，莉娜要求院內一位內科專科醫師去看某位病人。通常醫生之間有種不成文的慣例：我們試著對其他醫生保持禮貌和學術風度，特別是在這種照會，你的專業表現一方面看你如何對待要求會診的醫師，一方面也看你怎麼照顧病人。

莉娜打電話給那位專家，約略描述了病人的問題。她原本預期會聽到慣常的回答——「謝謝你的照會，我很感興趣。我會盡快去看看。」——但這位專科醫師卻把我妹妹當成醫學生或實習醫生似的訓斥一番。當莉娜批評這樣的會診不夠專業時，那位女醫生態度和緩下來，她說：「喏，我今天過得很糟。到現在還卡在門診走不開，還必須向病患宣布一堆壞消息。我已經被壓得喘不過氣來了，所以可能沒辦法去看你的病人。」

我得幫那位專科醫師說點好話。跟我們當中某些人不同的是，她非常具有自知之明。工作時間不夠而且進度落後，她那天已經很不好過了。而即將要和病患談困難的話題，讓這一天更難熬——她手裡握著壞消息，即將負起猝然粉碎他人生活的任務。即便現在寫到當時那情況，我仍不禁對她寄予同情。

幾乎所有醫師都遇過這種棘手的情況。「疾病」是貫穿我們專業世界的共通思路，許多話題無可避免地會繞著壞消息打轉。剛開始可能只是個初步診斷，但疾病可能產生災難性的大變化，或者斷斷續續但未曾停歇地逐漸惡化，直到死亡。身爲醫者，疾病之路的所有階段我們都必須在場。因此壞消息不只是發生一次，而是反覆出現。

當我還是住院醫師，看著主治醫師宣布壞消息時，我相信自己能藉著練習而熟能生巧。所以到後來，我學會帶著同情講出可怕的消息，態度溫和，並且用一種適當的振奮語氣作結。但這些對談從來沒有變得比較容易——不僅是我，幾乎所有人的感覺都是如此。就拿腫瘤內科專科醫師爲例，他們負責治療癌症病患，有相當高比例的病人肯定無法治癒。有人可能會假設，腫瘤科醫師和病人討論困難話題一定相當在行。然而最近的研究顯示，超過四分之一的腫瘤科醫師沒辦法親口告訴病人，他們得了不治的癌症。

就像這位處境令人同情、以致對我妹妹講話毫不客氣的專科醫師一樣，許多醫生可能也很清楚自己在這方面的缺失。在另一個同樣針對腫瘤科醫師的研究中，幾達半數的醫師認爲，自己對病患宣布壞消息時的表現，介於「不好」與「尚可」之間。爲了彌補這項缺失，醫生可能會否認眞正的病況，迫使病患做更多的治療，直到接近或甚至進入疾病的最末期。

這個困窘情況和幾項因素有關。健康照護系統變得高度專業化，所以一位病人可能由許多次專科醫師照顧。當五、六個醫師各自負責不同的身體部位，病人或醫生可能都搞不清楚，該由哪位醫生負責展開對預後及死亡的整體性討論。就拿我大學室友的父親爲例，談到死亡的那次討論，在場的既不是腫瘤科醫師，也不是主要照顧醫師，而是會診的胸腔內科專科醫師。由於個人責任畫分得不明確，醫生可以完全跳過這些困難的話題——而幾乎毫無自覺。

直到不久之前，對於這種狀況，還沒有什麼內部規範負責釐清責任。因爲大多數的醫師先就避免接觸瀕死患者，少有人想到要對抗自身逃避這些話題的傾向。然而，當越來越多的專業團體與州證照委員會，將「臨終照護」列入認證項目，加上醫學教育人士倡議擴大「死亡及併發症討論會」這類會議（探討）的領域，過去的情況會有所改變。討論這些困難話題，將不再仰賴臨床醫師的個人責任感，而會變成一個界定完善且清楚宣告的專業行爲規範。

另一項複雜的因素是，不同病人對壞消息的反應有極大差異。有些病人希望聽到冷靜、科學化的客觀資料，有些人卻偏好和緩的討論與人性化的方式。有些人會將這些話題與文化上的負面意涵聯想在一塊兒；還有一些人，即使身體逐漸衰弱，仍隱藏內心的情感與恐懼，試圖保持尊嚴。我和病人討論壞消息時，曾經遇過房間內擠滿了哭泣、悲傷的病患家屬；另一次經驗，卻是安靜到當我回答有關疾病預後的現有數據時，還能聽見錄音機轉動的聲音。

在我實習結束後過了一年，有一次我告訴一家人，那個在派對上喝醉酒而跌進泳池的十六歲男孩可能會腦死。深夜時分，在那間供病患家屬開會的小房間，做母親的只聽到「腦死」這個字眼。一個星期後，她兒子稍有起色；雖然認知功能嚴重受損，但不再需要呼吸器。到後來，做母親的只要看到我進入大廳就會尾隨在後，嚷著我是「騙子醫生」、竟敢宣告她兒子「腦死」。現在回頭想想，確實是我做得不好，因爲我錯估了聽眾，也沒料到母親聽到「腦死」後就不肯再聽下去。所有關於恢復情況的討論，隨著母親的希望破滅而告吹。她兒子沒再離開醫院，三個星期後因心臟停止跳動而喪命。

對醫生而言，對任何病患的情況做出適當的反應，比較棘手的頂多是不尋常的挑戰，最糟的狀況卻會耗費大把時間。而在醫院裡，時間正是最寶貴的。在實習醫師和住院醫師階段，我每天工作十四個小時，且每隔一、兩天，就有一個晚上得整夜保持清醒。我沒有時間「去套別人的鞋子」①，我連**自己的**鞋子長什麼樣子都快記不得了！

我每天清晨五點離開家門，準備六點的工作查房，接著處理病人的事，比如：安排檢查、收集報告、開立醫囑、聯絡會診醫師、清理傷口、更換敷料、參與會診、看門診的病患、做些床邊治療、和主治醫師討論病人的照護計畫，直到幫病人上刀時才能稍事歇息。手術結束後，我還得匆忙地跟上進度，繼續之前做了一半的事，或者（這種情形比較常發生）去處理我缺席的這幾個小時期間，醫療單位發生的騷動。

在外科部門，每個住院醫師要照顧二、三十位患者，而每個研究醫師得照顧多達七十位；病患的情況很少是穩定的。外科被視爲是在最緊急時刻給予急性照護的專門行業。固定的門診流量與開刀需求，以及自急診室和院內其他病房源源不絕湧入的新病患，使我體

①編註：原文“stand in someone else's shoes”，意即「設身處地為別人著想」。

會到，疲勞會留下嗅覺印記。一整夜不睡覺之後，住院醫師的白袍有種刺鼻的酸腐味——髒污的聚酯纖維、沾染汗水的棉紗，加上人體因遠離陽光與正常生物週期過久所產生的氣味。就算閉著眼睛，我都能認出那些疲累的同事。

我曾相信，這些爲工作付出的時間終將使我成爲訓練有素的外科醫師，但是在每天如火如荼的時刻，那個崇高的目標鮮少浮現我的腦海，反而是焦慮滲透了我的生活。我毫無異議地接受訓練內容和工作時數，是受到一種單純的恐懼所驅策：不這麼做，我可能會犯下**某個**錯誤而**殺死**某個人。這個想法跟著我不放，將我的心思繫在醫院，好像無法割捨的臍帶。它讓我在遠離醫院的半夜時分醒來，翻查著文件確認自己是不是把每件事都做對了；它讓我在休假時還打電話到醫院核對事務。

此外，它還改變了我和病患交談的方式。

每當我陷在某個病患的房內走不開，便感覺下一個任務催逼著我。我希望自己不斷移動；因爲站著會讓我感覺到，白袍口袋中的今日雜事單沉重地壓迫著我。話才講到一半，我便往病房門口緩緩走去，那是一種想再度開始移動的衝動，以免自己永久固定在這房間走不了。結果，我不但沒有改進和病患交談的方式，還變成縮短談話的高手。

實習沒幾個月，我便學會住院醫師這一行最古老的幾個技巧之一；我學到了如何「踢皮球」，將困難、耗時的問題丟給其他人。在其他方法都告失敗後，它仍然能夠減輕我的責任。有慢性疾病的病人丟給內科，還有些醫療問題未解決的病人則塞給復健科。我不必面對自己醫療上的失誤；也就是那些困於疾病還不能返家的病人，或者更糟的，因手術併發症導致健康惡化的患者。很多受到認可的轉診情況，以醫療角度來說並無不當，但是對我而言，它們就像受歡迎的卸責方式。

對於那些找不到理由可以推開的患者——比方應該告知壞消息的人——我甚至發現更有創意的方法將他們「踢出去」。我索性全然避開這個話題，說服自己，團隊中更有經驗的人最後會承擔起這個責任。我知道總得有人和病患談談那駭人的診斷或令人心碎的預後——如果我是病人，我會希望醫生告訴我這些事——但是我知道，倘若拖得夠久，其他人應該會去做。

踢皮球似乎是個理想的因應之道。相當聰明，而且完全是下意識的。我不必說謊，也不必透露真相。我不會看到笑容瞬間消失，也不須拿針戳破病人巨大的希望泡泡。腦筋轉個彎，我就能將問題從我的視野移除。

但是「無法鼓起勇氣告訴病患眞相」這事卻困擾著我。我繼續照顧他們——每天早上愉快地跟他們打招呼、排定看似樂觀的檢查計畫——但是從他們身邊走開時，我總是感到腹部的糾結不適，好像吞進肚裡的東西老早就壞了。

邁入最後一年的移植專科研究醫師階段時，「踢皮球」已變成我行醫的戲目之一。我成功地說服自己：我仍舊提供病人最稱職的照顧，只不過牽涉到與病人談話這類事情時，我讓其他人負責傳達其中一部分罷了。畢竟，我只是個外科醫師啊，並不需要——至少我是這麼認爲——一直套著瀕死病患的鞋子。

露是那種應該當醫生的護士。她身高五呎——連那雙不離腳的厚底木屐一起算的話，還要高一點。她有一頭濃密捲曲的黑髮，金屬圓框眼鏡把深具洞察力的棕色雙眼襯得更圓，再加上一對整齊的濃眉。她是肝臟移植小組的護理協調人員之一，參與早上和傍晚的工作查房，負責監控每位住院病患，並且協調他們出院的相關事務。

我們漸漸習慣露的作風。她堅持某些事的時候，態度可能很不客氣甚至近乎無情，但最能解除他人（尤其是外科受訓者）敵意的，卻是她敏銳的智慧。這項特質在她身上就像美麗的珠寶，光彩奪目，且令人衷心敬畏。我把她視為品質控管的守門員。我們單位負責數量龐大、將近七十名的病患，維持部門運作的其中一項技巧，就是在兩個半小時內把所有病人看過一遍。只見研究醫師率領住院醫師與護士組成的小隊，推著滿載病歷與報告的架子，很快地巡過病房——步履輕快，只在和每位病患進行一分鐘敷衍的訪查時才稍稍暫停。

在閃電查房時，露最巧妙的作法就是「正面對決」，以維護患者的權益。當她的內部雷達偵測到某位病患的討論未能符合要求時，露會在惹麻煩的護士或醫生面前站定，用靈活的雙眼鎖定對手。她經常質問：「你為什麼會那麼做？」或者「你對於這異常數據有什麼看法啊，（加強語氣）**醫生**？」——看似簡單的話語，其實充滿言外之意與暗示。待醫生或護士意識到自己確實忽略了某些事情時，露只差沒把她的獵物逼得走投無路。露這套作法很有效；對那些有幸看到露發動攻勢的人而言，過程還滿有趣的。

這天早上工作查房結束後，露把我拉到一旁，我有些詫異。我們一起工作將近兩年，在露與其他護士的督導下，我已經學會在部門緊繃的時間內磨利自己的臨床技巧，露很少再質問我了。

「葆琳，我想跟你討論一個病患，」露在我面前站定不動，直視著我的雙眼。大廳日光燈反射在她的鏡片上。古老的自我保護直覺立刻從胸膛竄升，我開始回想近期的所有臨床爭議。我做過的決定中，是不是有什麼不夠牢靠的？

「你記得巴比嗎？」她問。

我當然記得。一年半前我還是研究醫師時見過巴比，他的肝臟膽管長了巨大腫瘤而來到我們門診。巴比從十五歲起結腸開始慢性發炎，膽管癌則是這個「潰瘍性結腸炎」的併發症。露與先前照顧巴比大腸疾病的醫師共事過，所以好幾年前就認識他了。去年我第一次在外科門診見到巴比後，露特地呼叫我，和我討論她的前任病人。「巴比眞的是個特別的人，」她說，「請好好照顧他。」

巴比當時三十歲，成年後大部分生命都耗在反覆發作的疾病上。在大腸發炎期間，他必須忍受頻繁且劇烈的腹部絞痛，與止不住的大量水瀉。在這兩種嚴重症狀夾攻之下，他先是不得不中斷學業，後來又被迫放棄工作，住進醫院施打靜脈營養以補充體力。醫生還得給予大劑量的靜脈注射類固醇，以壓抑他的炎症。儘管處於營養不良的狀態，但由於類固醇的關係，巴比的體重激增，臉龐脹大，出院時他的模樣「看起來像隻肥胖的老金花鼠」

——照他喜歡的說法。

我初次走進診療室見他時，預期會跟一位焦慮的年輕病患及其家屬展開漫長且相當難熬的會談。一個星期之前，我才看過一位罹患潰瘍性結腸炎、且在同一個部位長出腫瘤的十九歲男孩，他母親輕聲吐露滿懷焦慮的祈求，至今仍縈繞在我心頭。

巴比坐在小房間中央的檢診台上。診療室的活動百葉窗半開著，這個角度恰好讓洛杉磯午後明亮的陽光照在白色油氈地板上，再朝上反射，繞著巴比形成一圈光暈。他看起來很年輕，有著光滑的皮膚與親切的圓臉。他的母親和未婚妻克麗絲坐在他身邊。由於陽光從他們的背後照過來、映在我的臉上，他們的神情顯得模糊，幾乎柔化了。從我的視線看去，他們面貌的輪廓一片朦朧。

我站定在這片幻影前方，問起巴比的生活狀況以及症狀產生的嚴重後果。他是會計師，高中和大學都以優異的成績畢業。後來他投入自己所屬的教會，在唱詩班結識克麗絲。不久之前他們才一起巡迴演唱，現在正準備讓克麗絲的女兒參加全州青少年才藝競賽。巴比拿出小女孩的照片向我炫耀，好像我們是大學時代的老朋友，失聯多年後正聊著這幾年的事。

巴比的腫瘤很大，而且長在肝臟正中央，這使得手術變得很棘手。即便我的外科指導老師開刀技術相當精湛，我們仍面對「拿掉太多肝組織」或「留下任何癌細胞」的風險。然而，巴比卻靠著某種罕見的「恩典」——這麼說或許太輕描淡寫了——從那高科技性的劫掠中恢復過來。經過幾次門診術後追蹤，他便不再歸我們照管。他開始到腫瘤內科接受化學治療，並且繼續在露先前工作的地方，也就是發炎性腸道疾病門診中心，治療他的潰瘍性結腸炎。

術後四個月，有一天，克麗絲利用巴比看腫瘤內科醫師的時間，短暫造訪我們診間，給我們看她手上的婚戒。她說，巴比正極力忍耐一切不適。「目前身上沒有癌細胞了，」她小聲地說，好像太大聲會讓預後變得不祥。幾個月後克麗絲再度來到我們診所，告訴我們腫瘤科醫師正在修改化療的配方。雖然腫瘤又長回來了，她和巴比還是很樂觀，相信他會平安無事。那次之後，我就沒再見過克麗絲。

又過了半年，露在查房時堵住我。巴比已經回到我們醫院，因爲癌症末期併發症而住在內科。他的膽管癌不但長回來，還轉移到肺部。露請我到內科樓層和巴比夫婦討論，是否改行緩和醫療。

我同意了，卻一直沒去。我想，收他住院的內科醫師應該會做安排。

兩個星期過去了，露在查房時又把我拉到一旁，告訴我巴比住進加護病房，床邊架著呼吸器和一大堆監視器。她再次催促我跟巴比的妻子談談，但是我有其他事情要做。

那天早上，露再度提起巴比時，我憶起了這些往事。我低頭看著露，她正抽身往後退。她抬頭看著我時，我注意到她的眼珠蒙著一層溼潤的薄膜，接著淚水湧起，圓滾的淚珠溢過下眼皮，順著臉頰滴落。

「巴比死了，你知道吧，」她咬著下唇，用手指將淚水抹去。露將手放在我的手臂上。「他那時快死了，葆琳。癌細胞擴散到他全身，但是他們仍然做急救，不斷戳他、捅他、重搥他的胸部。他們全程都不放過他。」露抿緊雙唇。她用食指戳著我的胸膛，每講一個字就敲一下。「巴比就是這樣死的。」

後來，露不再提起巴比。她從來不問我爲什麼不在他死前去看他。對此我很感激，卻無法不拿這問題質問自己。我去調閱他的醫療紀錄，想拼湊出最後那幾天的情況，但巴比大部分的病歷都找不到，因爲他剛過世，按照醫院的文書作業規定，病歷被鎖了起來。我在醫院的電腦紀錄中搜尋醫生留下的資料，但只找到入院病歷，其中提到巴比的轉移癌，和一份近期的電腦斷層檢查。我走進巴比去世的內科加護病房，但找不到任何曾經照顧過巴比的人，或者對他的認識不只於「第七床死於癌症的那小子」的人。我去看巴比最後幾天待的地方，但是第七床現在躺了個老婦人；由於致命的泌尿道感染，她的身體正逐漸衰竭。

到最後，我只能求助於我腦海中關於巴比的兩張影像。一張很清晰，因爲那場景我記得清清楚楚：巴比坐在門診的診療室，而我正享受著他和家人對我們醫生的堅定信任。另一張影像很模糊，只出現在想像的黑暗角落：躺在床上的巴比失去意識，身上連著外科專屬的機器，動彈不得。

這兩幅影像之間落差太大，完全無法連結，有好幾個月我不但無法忘卻巴比，也無法將他歸檔到「前任病患」的心靈檔案。我反覆想著，如果我去看他，事態會如何發展？或許他不會進加護病房。或許他在臨終時不會受苦。或許他會得到他應得的死法。

老一輩的台灣人相信，那些過早喪命或死得不光彩的人，靈魂會留駐世間尋找慰藉。這些「冤枉鬼」（台語發音）或所謂的「冤魂」，註定永遠在人間徘徊。我無法爲巴比的死法提出合理的解釋，因此他成了我心中的冤枉鬼。

也就是在巴比去世後，每當我對病人談起死亡話題時，便感到字句梗在喉頭。

最近，我在訂閱的專業期刊偶然讀到一項研究，該研究探討的是，訓練醫生進行困難對話的研習會，能產生多大效益。我認爲這類研究很有趣，有一部分是因爲我自己也想參加這種試驗。如果能學會這些技巧，我的梗塞和喘息會不會消失？

前述這項研究指出，研究者發現，精進研討會可以改善困難話題的談話技巧，所以病人和醫生都從這種訓練中受益。然而，讀這篇報導時最令我驚訝的，不是該課程的效能，而是要醫生來參加課程有多麼困難。該研究以電話通知二百一十四名醫生，以郵件邀請三千七百零六名，另外透過機關內部發函聯絡了二千七百四十一名，最後，只有六十三位醫生完成整個學習計畫。招募成功率不到百分之一；研究者如果只是等著研習學員從天上掉下來，搞不好結果也差不多。回絕課程最常見的理由不是「缺乏興趣」，而是「沒有時間」。在塡滿待辦事務的重要行程表中，「改善困難話題的會談技巧」並非當務之急。或者，套句我一位醫師朋友說的：「誰有時間啊？」

對醫生而言，「時間」具有一種被誇大的形態。舉例來說，有時每一秒都有重大的意義。

在某些狀況下，病患的預後——在產道中臍帶已經脫垂的嬰兒、心臟停止的男人、依賴人工呼吸器卻喪失氣切功能的婦女——很可能在幾秒內情況急轉直下。甚至在比較不緊急的情況，比方說例行的門診，也很少用超過「分鐘」的量度來計算時間。診察及其包含的一切，包括：身體檢查、治療計畫與討論病情，都以分鐘來規畫：複診分配十五到二十分鐘，初診病人放寬為四十五分鐘。在這種前提下，花五分鐘專門討論某個話題，算是很奢侈了。

多年來，醫師嘗試各種方法因應時間壓力。近來，他們將注意力集中在醫生職業生涯中壓榨時間最嚴重的階段：住院醫師訓練。最近五年，訓練計畫——尤其是外科訓練——已經開始強制執行工時限制，試圖減輕睡眠剝奪的情況、改善住院醫師生活品質，並且（假設可以）加強病患的照護。比起僅僅十年前，近年來受訓的住院醫師的確減少了待在醫院的時間，但這項改變卻產生某些超乎預期的影響。住院醫師增加的「自由時間」，反而縮短了他們與病人建立關係的時間。現在的壓力，是在時間限制內盡可能塞進最多的經驗，卻損失了與病患建立的關係：住院醫師暫時的醫病關係變得更為短促。就像一位外科住院醫師對我說過的：「工時變短後，把時間花在開刀房會得到更高的報酬，所以分給病患的時間極可能會縮減。」

醫務清單內容不斷增加所引發的持續壓力，沒有足夠時間好好執行任務，以及不能與病患深入交談，這些困擾令各個階層的醫師都感到左右爲難。著名的醫學社會學者蕾妮·福克斯（Renée Fox）曾經說過：「醫生的痛苦，源自於他們每天都違背自己知道該做的事。他們越是期望實踐這些價值觀，矛盾痛苦的感受就越強烈。」一種糟糕的惡性循環就此展開：醫生受到時間箝制，只好捨棄比較「不急迫」的事務（比如說與病患談難以啓齒的話題），卻又因爲這麼做而感到矛盾痛苦，終於導致耗盡所有熱情。

近來有一群研究者試圖找出，醫生從接受醫學教育起之後十年，感到心力耗竭的因素；研究對象是英國超過一千五百名醫生。研究者發現，某些個人特質能防止職業疲乏，但另一些相反的特質則可預期他們對工作的理想終將幻滅。比較外向、比較能接納新經驗的醫師，與相反的類型相較之下，工作似乎進展得比較順利，也較少抱怨壓力。雖然這些個人特質可能是天生的，研究者指出：「基因不是你的宿命，人格與學習方式也不是。」如同許多天性內向的人被訓練成傑出的演員或演說家，醫生也有辦法讓自己養成這些特質，避免心力耗竭。

這些研究與發現，爲我們醫者帶來慰藉。但醫生眞正需要的，是以完全不同的角度看待我們自己以及我們所從事的工作。

每次在醫院大廳看到法蘭克時，我和他說的話總是千篇一律——那已經變成我們之間的笑料，也讓我們想到，自己多麼思念家鄉。七十五歲的法蘭克身材魁梧，長得像來自地中海沿岸的影星卡萊・葛倫（Cary Grant）。我對他吟誦道：「馬丁先生在新不列顛遺失了一顆扣釘。(Mr. Martin lost a button in New Britain.)」用我們強烈的康州口音，加上呑掉單字中的T造成的斷裂感，馬音先生（Mr. Mar'in）忽然變得醉醺醺，在新不列恩（New Bri'ain）蹣跚地走著，尋找那隻走失的霸鴿（looking for that lost bu'on）。

法蘭克大半輩子都住在康州北部一個勞動階級聚居的城鎮，離我成長的區域只有幾分鐘路程。他從警長職務退休後不久，結縭四十載的妻子過世，他便搬到西岸與三個成年子女同住。但法蘭克跟我一樣，對土長根生的新英格蘭地區念念不忘。他來初診時，我們倆口沫橫飛地頌讚新英格蘭的絢麗秋天、乘著充氣小船在法明頓河漂流，還聊到德貝鯡魚祭（我的故鄉每年一度魚群歸來時舉辦的慶典）；讓護士和久候的病患感到不耐。

不管是對護士、醫生還是病人，法蘭克習慣當自己還是警長似的，好像我們是他轄區的居民，受他保護。他咧嘴露齒地笑著接近每個人，那對寬廣突出的顴骨，為他增添一種淘氣且性感的風采。他對你伸出厚實的大手；在他離去迎接下一位居民之後許久，你仍會記得跟他握手的感覺。就算抗拒得了這些攻勢的人，一旦法蘭克開始講述警界的奇聞軼事，最後也免不了墜入他的魅力漩渦。法蘭克喜歡與人往來；後來我常常想，要不是這樣，他如何排遣思鄉情懷、喪失另一半的悲傷，以及對自己病情的憂心？

法蘭克長了一顆乒乓球大小的膽管癌。聽到自己得接受化療、且反應率還不到百分之十五，法蘭克向基層醫生表示他沒有意願。「我想找外科醫師，」他告訴醫生。「我想知道，他們能不能將這個鬼玩意兒拿掉。」

單從技術面來看，他的腫瘤看起來百分之百可以開刀割除，我們幾小時內就可以搞定它。但是外科指導老師和我所顧慮的是，法蘭克有嚴重的黃疸。腫瘤可能阻塞了某條膽管，所以持續飆高的黃疸應該已經傷到他的肝臟。我們第一次見面那個下午，法蘭克看起來活像色彩鮮豔的黃色螢火蟲。從他指甲下方的乾涸血點判斷，膽管阻塞使他搔癢難耐。

我們打算請放射科醫師先插一條管子，將法蘭克的膽汁引流出來。引流術可以改善他的症狀，但手術後肝臟仍有百分之三十的機率會衰竭。落到那地步的話，唯一的選擇只剩肝臟移植。

「我可以做肝臟移植嗎？」法蘭克問我。他穿著白色棉質T恤，儘管皮膚發黃，看起來仍像是洛杉磯街頭走來的電影明星，而不像康州的退休警察。他臉上帶著笑。

「不可以，」我低頭看著地板，不想看到他對這回答有什麼反應。「你太老了，就差那麼一點點。」我小聲地說。

「所以我可能會死？」他問。

我點點頭。

法蘭克沉默了好一會兒。我聽到他在椅子上挪動身子，然後感覺到他將大手放在我的肩膀上。「聽著，醫生，」我抬起頭。「我知道我會被這玩意兒害死，但是我不要化療。我不想就那麼坐著等死。」法蘭克收起笑容，棕色的雙眼黯淡下來。他直視著我。「我想過這件事了，大夫。打從長這個腫瘤後，就沒辦法去想其他的事了。我想動手術，不管風險有多高，因爲我看不出還有其他路子可走。就算會死，我也要放手一搏。」

我一一列出手術的所有風險及好處。我要確定法蘭克了解**所有**可能的後果。他費勁地站起身子，好像被我沉重的話語壓迫著。「我相信你，大夫。我眞的想動手術。我聽到你說的話了。看起來我很可能撐不過去，但我**一定要**這麼做。」他停下來，看向診療室的窗戶。

「你會陪著我，對吧？」他問。

病患常問我這個問題。當然我會陪著他們，我是他們的開刀醫師之一。但我正在受訓階段，所以**必須**一直待在醫院。

我點點頭，法蘭克看到我的反應後笑了。他挺直肩膀，甩了甩頭，好像即將上陣衝刺的公牛。「那麼，我準備好了，」他說著，鄭重地握了握我的手。「只要有我的康州醫生在身邊，我就準備好接受手術。」他離開診療室時笑得很開心，「好好幹下去！」

法蘭克的手術很成功，我們將整顆腫瘤都拿出來了。術後頭兩天他恢復得很順利，不但下了床，坐在椅子上，還繞著病房走了幾步。但到了第三天，血液中的肝指數開始爬升。數據持續惡化，肝臟細胞好像變成一觸即發的生物骨牌，迅速地接二連三倒下並且向周遭擴散。沒過幾天，法蘭克開始抱怨呼吸困難；他的腹部因爲積了液體而鼓脹起來。

我每天探視法蘭克兩次。「你的肝臟受到一些打擊，法蘭克，」每次見面時我都這麼說。「我們得試著將它調養回來。」我感覺自己像個不太積極地重振輸球隊伍士氣的教練。法蘭克的孩子們經常來看他，甚至因爲我說的話而受到鼓舞。但法蘭克只是點點頭，而且反應越來越遲鈍。他看起來要笑不笑的，嘴角下垂；我常常看到他眼神呆滯、嘴巴微張地躺在那裡。

然而，我繼續維繫這個團隊。

術後第九天，那天法蘭克的狀況稍好一些，他招手要我坐到他身旁。我坐在床沿，他將自己的手放進我的手裡。

「你把它拿乾淨了，對吧？」他問。他的眼神比過去還要銳利，但感覺仍像是蒙了層薄膜。

我點點頭。「病理報告顯示，切下的標本邊緣都沒有腫瘤痕跡。」

「太棒了，」法蘭克緩緩地說。他閉起眼睛，然後平靜地丟出一個問題：「大夫，我現在狀況怎麼樣？」他捏了捏我的手，那對好看的卡萊•葛倫式顴骨，突兀地將鬆弛的皮膚頂高。他的女兒站在我身後，我聽見她試圖壓低斷斷續續的尖銳啜泣聲；她的聲音聽起來好像受傷的鳥兒。

「法蘭克，」我叫喚他。他睜開眼睛，視線緩緩地飄向我。我感覺到喉頭一陣熟悉的緊縮。思緒在我的胸膛中隆隆作響，好像發出畢剝聲的酸性氣泡。我張開嘴巴，幾個單字蹦出來，飄浮在空中。「你的肝臟正在掙扎，」我說。

法蘭克點點頭。我已經告訴他最赤裸的眞相了。

事實上，法蘭克的肝臟並不是在掙扎——它正逐步衰竭。我知道，再過幾天他將會陷入昏迷，然後死去。我坐在他身旁時，無可避免的結局不斷在我心頭播放，但我無法鼓起勇氣描述那個結果。相反的，我希望自己消失不見，回到遇見法蘭克之前的時光。當時，「鄉愁」代表的只是某個地方以及一個遙遠的記憶，而不是和某位病人共享的玩笑及友誼——而我幾乎認定自己該爲這位病人負完全的責任。當我坐在那兒，我試圖忘掉自己曾答應陪伴他，試圖抹去同意當他開刀醫生的承諾，並且撤回我施行過的手術。

但我說出口的卻是：「那麼，讓我們看看明天的數據怎麼走吧。」

法蘭克看著我，「短期內我回不了新英格蘭，對吧？」

「我想是這樣，法蘭克，」我平靜地告訴他。「很遺憾。」

法蘭克笑了，比過去幾天笑得還燦爛。「大夫，你已經盡力了，」他緩緩地說，「我很感激。就像我告訴過你的，如果我快要走了，這就是我所希望的方式。」他抓起我的手，以令我吃驚的力道將我拉近他的臉龐。我聞到他的呼吸中那股酸腐的甜味。「只要讓我舒服點就好了，」他小聲說道。他捏了捏我的手，放開之前又重複那句話：「只要讓我舒服點就好了。」

接下來那個星期，我強迫自己繼續一天兩次訪視法蘭克。我看著他逐漸喪失意識，家屬深陷憂傷；法蘭克的家人在場時，我的聲音低到像呼吸聲。在法蘭克身邊時，我巴不得趕快離開；然而，當我不在他身邊時，滿腦子都是我們共同的家鄉。我的心緒飄回康州，我聞到秋天清新的氣味，看見街道被彩葉所篩落的陽光映染得斑斑點點。我彷彿看到，法蘭克的老同事拍拍他的背歡迎他歸來。我迷失在這些心靈幻影中，好不容易抽離時，又趕著回到法蘭克的病房，以確保他感到舒服，並確定遠離家鄉的他並不孤獨。

手術後兩個星期，法蘭克過世了。我在他剛走沒多久時趕到病房，他的三個成年子女與他們的配偶正圍在病床邊，看起來都精疲力竭。「我必須宣告死亡，」我說。他們點點頭，然後我聽到自己說：「能給我幾分鐘和法蘭克獨處嗎？」

他們一個接著一個上前擁抱我，然後離開房間。房門關上後，我有些期待法蘭克會重燃魅力，但是房裡仍舊一片黑暗，靜得我都能聽到自己的呼吸聲。法蘭克緊閉著雙眼。已經變得蒼白的軀體沒有絲毫動靜，淡藍色的雙唇微張，凹陷的雙頰不再那麼吸引人，重重地壓著那對突出的顴骨弓。

我知道接下來得進行什麼步驟——聽聽心臟，聽聽肺部，掐掐皮肉——但就是無法開始動作。我拉了張椅子坐下來等待，看著他，希望他能張開眼睛，閃現微笑，再說一次馬丁先生和扣釘的悲慘冒險。我低頭看著法蘭克蒼白的雙手，冷冷的手指略彎成弧形。我拉起他的右手握著，還沒有變冷。我希望感覺到他握住我的手，希望再度聽到他告訴我，這就是他想要的。

我坐回椅子上，渴望眼淚能紓解痛楚。但沒有東西流出來，什麼都沒有。眼睛周圍有一點溼，用手指一下就指乾了。

半年後，我收到法蘭克的女兒寄來的信，裡面有一張信箋、一張法蘭克的照片，以及在康州辦的追悼會上用的紀念卡。「我很抱歉花了這麼久的時間才寄出這封信，」她寫道。「我父親眞的很喜歡你，是你的精神給了他力量，讓他在最壞的情況下還能保有自我。」

信中附的法蘭克照片是在我認識他以前拍的，照片中的他比較年輕、健壯，但笑容並無二致。紀念卡的一邊印著法蘭克追悼會的日期和時間，另一邊印著他多年前便選好的一首詩。我順著詩句讀下去，聽到法蘭克的聲音在我心中響起，越來越宏亮。到後來，那熟悉的斷裂式口音，使得每行詩句跟著搖晃不已。

所以你若需要我，呼喚我，我將會到來。
雖然你無法看見或觸摸我，我就在一旁。
如果你用心聆聽，
你會感覺到我的愛包圍著你，溫柔且清晰。
此後，當你必須獨自走這條路時，
我會微笑等著你，並且說：「歡迎返鄉。」

我放下卡片，忽然感到舒放的波動通過手臂，湧上喉頭。就好像繞著氣管的軟骨環暫時放鬆，湧出大口的空氣。我張開嘴，釋放冤枉鬼，在辦公室的寧靜之中哭泣。

9 看進鏡中

她肯定已經過世了。

護士把瑪格麗特安置在診療室，量了體溫、脈搏和血壓，接著請她脫下衣物，身上只剩下內衣。護士在病歷上用一句話描述瑪格麗特：「罹患發炎性乳癌的五十八歲婦人，來此接受外科評估。」護士或許還可以附註：瑪格麗特已婚，有兩名成年子女；她的會計業務經營得相當成功，但最具侵略性的晚期乳癌即將奪去她的性命。

護士並沒這麼做，只是將病歷交給我，嘆了口氣。她轉身去接下一位病患時對我說：「祝你好運。這個病例不好處理。」

我走進房間，瑪格麗特正坐在診療台上，一件薄薄的聚酯混紡質料的病袍遮住她的胸部。她短棕色的頭髮經過梳整，散發光暈。當她微笑時，藍色眼睛的外側眼角不是往上揚，而是略微下垂。她整個人看起來，就像是一尊陳舊的自由女神雕像。

約莫一年前，瑪格麗特淋浴時，發現右乳房有個腫塊。她認爲這個硬塊是本來就有的，所以沒放在心上。幾個月後，腫塊上頭發生潰瘍，但她認爲那大概是胸罩不合身所致。

「硬塊有沒有變大？」我問。

「唔，我想應該有，」她的聲音平板，語調緩慢且帶點鼻音。她看了我一會兒，藍色的眼睛有些呆滯，接著繼續說：「但我想它只是腫起來罷了。你知道吧，我乳房的硬塊的確經常有變化。」

我點點頭，問她是什麼時候才決定看醫生的。

「我先生聞到一股味道，」她說著，始終盯著我的雙眼。

確實有股淡淡的味道——顯然是人的味道，但又像是什麼東西過熟、帶著肉腥味，好像生肉在熱的地方放得太久。

我微笑著，靠過去替瑪格麗特檢查。我先觸摸她的頭部和喉嚨略做檢查，接著輕柔地拉開病袍左襟，查看還未受影響的乳房。這邊的乳房摸起來都是硬塊，但沒有什麼不尋常的發現。我觸摸左側腋窩的淋巴結，一樣，沒有特別的發現。

我蓋上瑪格麗特的左胸，接著掀起病袍右襟。瀰漫在房裡的氣味一下子更強烈了。瑪格麗特的右乳有幾顆石頭般的腫塊，從緊繃的皮膚底下向外頂，從外觀就能看出異狀。最大的腫塊上頭，有個五毛硬幣大小①的潰瘍。腫瘤長得太快，已經啃噬她的皮膚，並且吐出壞死組織。三個小坑像衛星般圍繞著那個最大的爛瘡。

房間內腐爛的氣味直衝我的腦門。我站在病人面前無法動彈，不想繼續檢查她的胸部，卻又無法就這麼將袍子蓋回去。瑪格麗特似乎沒有察覺異狀。但我瞠目結舌地站在那兒盯著她的腫瘤時，很想問她：「爲什麼拖這麼久才就醫？」

①譯註：直徑約三公分。

許多年過去——瑪格麗特可能已經過世很久了——我相信自己絕對不可能落到她那種下場：對自己的健康過於自信，以致身體病了都渾然不覺。我和瑪格麗特不一樣。如果有一天淋浴時發現腫塊，絕不可能認爲自己的乳房本來就是那樣。如果腫瘤變大，我不會認爲它只是腫起來罷了。如果死亡緊迫盯人，我會率先承認這個事實——直截了當而且毫不遲疑，不會讓自己視若無睹。

儘管我常常想起瑪格麗特的事，後來也見過許多類似的病患——也就是那些否認腫瘤變大、不承認自己心臟病發作，或不能接受自己罹患愛滋病的人——我總將他們視爲和我完全不同類型的人；他們生活在一種扭曲的現實中，與「病態」只有一線之隔。畢竟，死亡是我生活的一部分，也是工作的一部分。對我來說，死亡是常態。歷經幾近十年的訓練後，我相信自己對死亡已經非常習慣，甚至對於「自己一樣會死」這個想法也處之泰然。

就像托爾斯泰（Tolstoy）的小說《伊凡・伊里奇之死》（*The Death of Ivan Ilyich*, 1884）一書中的主角伊凡那樣，我們認爲自己沒道理會死。

他從基斯維特（Kiesewetter）那裡學到「三段論法」這種邏輯。「該猶士（Caius）是人，人終將一死，因此該猶士會死。」對他而言，這個推論套用在該猶士身上是成立的，但無法套用在他自己身上。「該猶士」代表人類的縮影，所以這個理論看起來牢不可破，但他不是該猶士、不是人類的縮影；他一向是個與其他人不同——全然不同——的生命體。

有些人不時公然考驗一般人的信念，從事那些挑戰人的限制的嗜好、工作與活動。我當住院醫師時，遇過一位三十出頭、熱愛飆車的男子。他飆車時不但不戴安全帽，也不理會速限。他第三次送來急診室時，帶著他自己有史以來最嚴重的傷勢——股骨、骨盆和肋骨斷了好幾處。我問他有沒有想過找個其他嗜好。聞言他放聲大笑，渾身不住地激烈顫動，我還以為擔架床會在他毛茸茸肚子下垮掉哩。他邊笑邊告訴我，只要我們放他出院，他打算立刻跨上自己的摩托車。

奇怪的是，雖然我們難以接受自己或所愛之人死去，卻能輕易接受陌生人的死亡。面對那些無名氏時，我們擁有一種不適用於自身的冷靜理性。我們了解死亡終成定局，也知道抗拒死亡的結果會如何；在某些狀況下，我們甚至以對自己有利的方式來利用這種理解；藉由「確信他人的終結」來增強自己的力量。第一次世界大戰結束前夕，佛洛依德（Freud）曾寫下他對戰爭的觀察：這些陌生人的死所顯示的，不僅是政治上的結束，還有心理層面的終結。目睹其他人死亡，令我們有生存者的心態；而存活下來又回過頭來強化自己「健全不死」的感覺。

如此說來，醫生特別自認身強體壯，並不讓人訝異。平均而言，受訓中的醫生一年會目睹二十八次死亡；粗略估計的話，每兩個星期就看到一次。乘以三年、五年甚至更長的臨床訓練期，數字會大到迫使我們將死亡視爲稀鬆平常的事。自己從疾病中「存活下來」而其他人卻死了，創造出一種「永生」的錯覺，不僅導致職業上的妄自尊大，也導致醫學上那些忘我的英雄行徑。

我從來不去算自己看過多少病患死去。但我的確記得：目睹最多死亡那年，正是我拯救了最多性命的同一年。在拯救這麼多條人命的過程中，我對那些死者的看法改變了。我忘了他們的人性面。我忘了他們也有家人和朋友、有喜好與厭惡，也忘了他們所懷抱的夢想，很可能和我自己的沒什麼不同。對當時的我而言，這些死者，不過是夜半的一場手術。

就在那年，也就是移植研究醫師的第一年，我從將近一百名腦死病患身上摘取器官。我是機動外科三人組的一員，在夜暗之際搭乘小噴射機、直升機、小型巴士或不起眼的廂型車，直奔西岸遙遠的醫院。我們拖著空冷藏箱進入陌生的醫院，對院方人員與遊蕩失眠病患的怪異眼光視若無睹。我們在醫院內穿梭，通過長廊、地下室和電梯，終於找到隱祕的開刀房。

這項工作幾乎與我們進行其他手術時所做的一樣。我們使用相同的器械，採用相同的技術與預防措施。有些病患或因解剖變異、或因肥胖，或者由於先前多次手術留下疤痕，並不好下刀；但也有些病人的身體，彷彿是專爲外科醫師的手打造的。

沉默地刷好手後，我們進入手術室熟悉的聖潔氣氛中，靠近手術台。幾個小時前院方醫生宣布腦死的捐贈者，此時仍與維生機器相連，躺在手術台上等著我們。經由一系列精心規畫的謹愼步驟，我們在這具「法律上已死亡」的軀體展開工作，並且維持它的正常生理功能，直到完成初步切割。

手術刀一劃過，死者的皮膚猛然湧出血來，好像分明還活著。他的胸部規律地上下起伏，使得我不再注意床頭的呼吸器。捐贈者的腸子渾然不知死亡，依然滑動、互相摩擦，在平滑如絲的腸腔中推擠著半消化的食物團塊。

最後，只剩「將器官從身體中取出」這步驟時，我們關掉機器。若能縮短器官暴露於人體死寂狀態的時間，就能降低不再循環的血液與屍體開始腐敗所造成的負面影響；那麼，等待器官的受贈者移植成功的機會就會增加。資深外科醫師拿金屬夾鉗繞著病患的主動脈，而我拉下橫膈膜，露出下腔靜脈進入心臟的地方。我高聲喊出指令：「阻斷血流！」麻醉醫師拔除呼吸管，資深外科醫師拿有齒的鉗子鉗緊主動脈，我便切斷下腔靜脈，好讓血液通過抽吸管，流入地板上字紙簍大小的透明收集桶，直到病患的心臟先是扭曲，然後蹦了幾下，最後完全停止跳動。

我開始摘取器官的第一年，大都是資深外科醫師哈森跟我一道；他可能是全美施行該項手術經驗最豐富的人。他立下的目標是：仔細但迅速地取下各個器官，同時基於對病人與家屬的尊重，盡可能將軀體保持得越完整無損越好。一次又一次，他帶領我經歷每項步驟，直到我們的手術變成一齣精心編排的芭蕾舞。

對哈森而言，即便知道手術台上的病患「在法律上」已經死亡，摘取動作仍是嚴肅的藝術形式，是一種神聖的任務。對我來說，這些手術改變了我內心的平衡。那一年，我目睹了近百名病患生命消逝的最終時刻，但是從手術房出來後，我感覺比進去前更生氣勃勃。手術過程、移植成功的期望，加上想到自己再度與死神擦肩而過，這些念頭使我充滿活力。

完成十五例腦死病患的器官摘取後，我改以主刀者的身分進行這項手術，不再當助手。摘取了三十名後，我開始帶領一位比較沒經驗的外科醫師進行所有步驟。累積到四十五名時，我覺得即使在睡夢中或者把一隻手綁在背後，也能進行這項手術。

等到我在超過六十名的捐贈者身上動過刀後，我認爲自己「強健不衰」是無庸置疑的。

我第八十三次摘取器官的對象，是個年輕的病人。我想我比平常更加用心，因爲她和我一樣，是三十五歲的亞裔美國婦女；過去我鮮少有機會在這類對象身上動刀。她溫暖的黃皮膚仍舊緊緻，只有少許瘢點或皺褶；若是從遠處看去，她斜躺的姿態就像是週六下午躺在聖塔莫尼卡海灘的女子。

然而靠近端詳，便看到她的兩側髖部和大腿因新陳代謝減緩而變得暗沉，而且手指指尖與指節的皮膚開始增厚，但仍緊緊包覆著肌肉和骨骼。她的乳房嬌小，柔軟的腹部垂掛在骨盆兩側的骨架上，每次吸氣便略略膨脹，好像拉緊的吊床。受到拉扯的皮膚形成三條有如白色閃電的紋路，呈鋸齒狀向下延伸至骨盆。她的小腿皮膚很光滑，脛骨部位仍有光澤。她的雙腳保養得宜，包覆腳趾端的皮膚依舊溼潤；經過修整的腳趾甲搽上指甲油，看起來好像剛蘸過粉紅色糖漿。

三天前，她開車載著十歲的兒子行經南加州一條小路，一個酒醉的駕駛以時速八十公里撞上她的車。她兒子當場死亡。她雖然一息尚存，但生命跡象持續惡化。車禍現場車子撞成一團，醫務輔助人員將她從這鋼鐵牢籠中拉出來時，看到她面容扭曲、嘴唇往後縮，下顎咬得死緊，感覺顎骨邊緣好像要穿出皮膚了。醫務輔助人員將她輕輕放進救護車時，她緊握雙拳，四肢伸直。他們認得這些扭曲的動作：垂死的腦部發出最後一連串重複而毫無意義的神經訊號。

在當地醫院的外傷單位，醫護人員為了施行急救，用了一堆儀器與各色靜脈注射藥物。護士以大號的鈍頭剪刀剪掉她身上所有的衣物，讓她仍然溫暖的皮膚暴露在日光燈的冷光下。她的婚戒和金項鍊被取下，放進小塑膠袋，貼在她的病歷上。實習醫師安靜而有效率地完成三項任務：抽取動脈血標本、進行肛門指診，並將一根導管放入膀胱。房間鬧烘烘亂成一團，主任醫師高聲喊出醫囑，要大家安靜，然後找來更多的專家。

待他們做完所有的檢查，完成全部的掃描，清除血跡和輾進去的泥沙、碎玻璃，並且換掉染血的床單後，這位少婦現在看起來就像是在窄小的外傷擔架上睡著了。她閉著雙眼，呼吸平靜而規律，一頭黑髮整潔地披垂在擔架床兩側。如果不去管那些環繞她的塑膠管、監視器與發出喘鳴聲的人工呼吸器，她很可能會被誤認爲某個累垮的外科醫生，暫時開小差，躲在急診室安靜的角落休息。

我抬起頭望向手術台前端，端詳她的臉。乾淨的呼吸管蜿蜒進入她的口腔，溼氣在塑膠管內凝成小水滴。我看到她嘴唇瘀青，腫脹發黑的眼皮緊闔著。她的頭部包著一條深色布巾，幾縷黑色髮絲從布巾下露出來，就像是堅決地穿過人行道裂縫的野草。

哈森正往腹部動工。他想要趕快打開腹部，評估肝臟的狀況。我必須負責露出她的心臟與下腔靜脈。

我將電燒筆——一種長得像鉛筆的燒灼器具——按著她胸骨上方的凹陷處。當我移動手臂開始切割時，蓋著她右胸的無菌覆巾稍微滑開，我將它拉回去蓋好，只露出準備切割的區域，但我注意到乳房左側每根肋骨的起伏，以及她的乳房組織向外側垂落，構成格外平緩的曲線。她的乳房和乳暈微微露出，那種顏色和形狀我只在另一個人身上看過——就是我自己。事實上，她乳房的獨特形狀、單薄的胸膛，以及皮膚的質地，讓我想起自己的上半身。這會兒，我就像是淋浴後站在鏡子前端詳自己的身體。

我停頓片刻，無法將器械對準胸骨。哈森開始進行手術中他負責的部分，我聞到電燒筆通過時造成的皮肉燒焦味。那是股熟悉的氣味，因爲外科醫師幾乎每台手術都使用電燒，但此時我感覺這股氣味彷彿鑽入我的心窩。我暫時退離手術台，舔舐著口中的味道。我移開目光，試圖不讓自己吸入正飄散到空氣中的氣味。

正在工作的哈森抬起頭來。「你想睡嗎？」他輕柔地問。時鐘顯示凌晨三點。

「不，我還好，」我盯著病人的胸部答道，試著振作精神。「只是頭腦有點不清楚罷了。」

哈森打手勢要我靠近病人的腹部，站在他正對面。「先過來這邊，摸摸她的肝，」他說。「完美極了。」他抓著我的手塞進病人的上腹部。腹壁切口的邊緣圈住我的前臂，看起來就像她的身體正在吞噬我。我的手指在溫暖的海綿狀器官中迷失，一圈圈的腸子從旁邊滑過，搏動著的主動脈溫柔且規律地頂著我的手掌。她的肝臟摸起來很完美：柔軟、平滑，並且有著完美的尖銳邊緣。

哈森說他想看肝臟。當我將手抽出她的腹部時，發出一陣將手腳抽出泥淖的柔和聲音。我試著拉開切口，但她的表皮和腹壁仍富有彈性，抵抗著我的拉扯。我靠近察看切口邊緣，注意到她介於表皮與皮下脂肪間的那層眞皮層特別厚。它白得發亮，沒有任何肌肉，膠原蛋白間無數的分子鍵結使得它閃亮強韌。

我還是實習醫師時，做過一件自認對教育有極大貢獻的事——我讓幾位醫學生在我的手臂上練習打周邊靜脈留置針。毫不例外地，他們總是抱怨我的皮膚；因爲要把大針頭穿過那堅韌的表皮、進入位於正下方的靜脈，實在很不容易。「皮有夠厚，」我刻意講了個蠢笑話，調侃實習醫師訓練的辛苦。接著我用嚴肅的口吻補充：「我的眞皮層可能眞的很厚。」現在看著眼前這位少婦的眞皮層，我再度強烈感覺到針頭刺入我的手臂。我的一小塊肚皮正緊貼著手術台，碰觸到她被覆蓋的手臂。那隻手臂很溫暖；即便隔著層層衣袍與布巾，我仍能感覺到她的手指構成的不規則形狀。

有那麼一剎那，我看見手術台上的人換成了自己，我感覺我正在扯開自己的皮肉。當我們剪斷器官附著的部分，準備拿下她的肝臟、胰臟與腎臟時，我希望自己不去想她的軀體的活生生感覺，明白她實際上只是一具與我形似的屍體。但我不忍把她——也就是我自己——想成已經死亡；我在困惑混亂又睡眠不足的狀況下，一度以爲她還活著。遮住她胸部的覆巾不斷滑落，我只得一再看見她的乳房，然後再次遮蓋它。我們讓她的腹部敞開，但她厚實的眞皮層好像不斷地反抗。我很難將視線自她的皮膚底下那層厚實的組織上移開。

最後，我們縫合她如石頭般冰涼的身軀時，她溫暖的血液早已被冰冷的保存液取代，而我的心也像她的腹腔一樣空虛。我的手掌痠痛，雙腿麻木。由於睡眠不足、工作過度，加上一股難以承受又說不出口的悲痛，我整個人精疲力竭。

從那次摘取後不久，我開始寫作。起初寫得不多，因爲每當連續工作七十二小時後稍作歇息，要在「終於有機會吃飯睡覺」和「動筆寫作」之間選擇，原始的需求總是占上風。直到過了一年後完成訓練，而主治醫師的作息比較規律，我才開始持續地寫作。令我詫異的是，那些文字就像從內心深處某個鎖起來的資料庫傾倒而出，以不加矯飾、如泉湧般且令我耗盡精力的方式爆發出來。這些我以爲是自己創造出來的虛構故事，其實多半是根據病患的眞實故事再略作掩飾。許多病患是最近十年間過世的。

我參加了幾個寫作課程，希望上課有助於我壓抑創作的衝動。其中一項課程上到一半時，老師說想跟我談一談。我以爲她可能要討論重修的事，因爲我進行移植手術而缺了很多堂課。不然就是她想建議我不要把臨床細節寫得那麼清楚。沒想到她只是說：「葆琳，你**一定要**把這些故事寫下來。」

我開始寫出眞相，痛苦地揭露所有虛構角色，找出其中埋藏的記憶。老師的話使我不再禁錮自己，去做任何我想做的事。我在記憶中翻攪；每當挖掘出一件小事，它會變得活靈活現，清晰得令人難以承受。我將這些片段收集起來，起初寫在活頁筆記本上，後來越寫越多不好保存，便改存在電腦硬碟。每當我重新閱讀這些故事，仍然縈繞於心的悲傷與深深的羞愧，使我不禁落淚。

就是這樣，我才開始了解自己產生了什麼改變。

我曾經參加一場演講，主講人是一位全美矚目的外科醫師；他對某項特別困難的手術經驗豐富而聲名大噪，也因爲接受過多次整型手術而引人非議。他的年紀足以當我的祖父，臉上卻沒有一絲皺紋，皮膚好像緊繃在碗上的保鮮膜。演說進行了一個小時，其間他多次咧嘴而笑，笑容竟神奇地絲毫未干擾他無瑕的皮膚，令我十分吃驚。

我從來沒看過醫學院的聽眾席像這樣座無虛席。這個人是醫學上的傳奇，他對外科手術做了重大改革，治癒成千上萬的病患。他很可能是聽眾席上所有外科醫師（包括我）的兒時英雄。他對於外科的重大挑戰毫不畏懼且勇於嘗試；除了這廣爲人知的特點外，他也極力拉抬聲勢，塑造某種公開形象，好爲其個人與職業生涯博取更大的名聲。我很想看看他本人，也想聽聽他講什麼。

這位外科醫師並沒有正經八百地提到什麼專業知識，而是展示自己過去的成就，還穿插受訓的細節，以及職業生涯中最精彩的部分，讓聽眾聽得津津有味。他在銀幕上打出一張張他年輕時的幻燈片，當時他與內外科史上幾位知名的傳奇人物一塊兒受訓。他同時展示許多病人的照片；病人有老有少，在衰弱不振的病人照片上標示著「之前」，恢復健康帶著微笑的則標示「之後」。最後，銀幕上打出外科小組成員的合照。照片上，主講者坐在中央，無菌面罩隨意地垂掛在脖子上，手術帽瀟灑地斜戴著。五、六位相同裝束的外科醫師環繞著他。主講者捧著一塊大看板放在膝蓋，上頭只簡單地寫著「一〇〇、〇〇〇」。

這時，只見他環顧全場，露出那不怎麼眞實的笑容，並不說話。聽眾席間驚呼連連，我聽到一位在本院以精湛技術出名的外科醫師啐道：「該死！」聽起來既敬畏又嫉妒。待聽眾席間的騷動終於平息，演說者解釋道，那張照片是他做了十萬次同樣的手術後拍的，高度肯定他對這種手術的經驗領先群倫。

那天下午，開刀房裡大多數的對話都繞著早上的演講打轉。有位麻醉科同事靜靜地聽著外科住院醫師和我討論演講內容。聽到我們複述演講者說過的話時，她轉了轉眼珠子，不屑地翹起嘴唇。後來她打斷我們的話說：「那個人就是怕死，不是嗎？」

那位演講者以超乎常人的熱誠治療病患，醫界不乏類似的故事；這些醫生成爲備受尊敬的英雄。雖然並非所有人都會這麼犧牲奉獻，但這些傳奇卻立下了職業門檻。從某方面來看，他們成了這一行全體的主治醫師。

當我們在醫院行使這一門特殊的技藝，我們效法這種無懼的精神，盡力治癒病患。在訓練的過程中，我看著我的主治醫師像是對疲勞與饑餓免疫似的，不斷地縫合、移除縫線，再把線縫回去，試圖拯救手術室中的病患。我在實習階段遇過一個特殊的案例。歷經四十八小時不吃、不喝、不睡之後，我在溫暖的開刀房各個角落都看到群星亂舞。我的頭像鉛塊那麼重，隨時可能讓自己摔個倒栽蔥，或者直接跌進病人敞開的身體內。外科主治醫師顯然完全沒想到誰會身體不適，更不可能顧慮到我這個奮力將病人的肝臟擋在手術區域之外、同時設法保持清醒的實習醫師。接下來幾個小時他著魔地工作，叫來更多的住院醫師，協助搶救這位渾身是血的病人——可惜他終究逃不出死神魔掌。

然而，我們醫生也很容易從戲劇性的英雄行徑不知不覺落入老套的否定模式。「否定」畢竟是一種調適方式；當我們還是一年級醫學生，一點一滴挖鑿著人類同伴留下的大體，壓抑內心的焦慮時，早已把這套「否定」的方法學得很好了。過了一段時間後我們深信，將我們對死亡的恐懼昇華，就可以成爲好醫生，於是有些人與臨終病患交談時會避開一些特定字眼。我們近乎狂熱地工作，試圖阻止那不可避免的事；然而當死亡無法逃避時，我們頑固地拒絕面對它，深怕失焦——因爲我們的目標是治療。

凡此種種，並不表示這種極力救治病患的努力毫無意義，也不表示醫生根本上無法改善照護病患的方式。人類行爲的心理根源是很深遠的，何況，我們進入這個領域是爲了幫助其他人，不論那代表著「治癒他們的疾病」，或是「讓他們死得有尊嚴」。有鑑於近來許多團體積極倡導病人權益，我們漸能以批判角度檢視固有的作法，開始改變過去我們學到的照護瀕死病患的方式。

舉例而言，有越來越多的相關研究計畫。開放社會協會（Open Society Institute）所支持的研究美國國內死亡計畫（Project on Death in America），在九年間，共提供四千五百萬美元給致力於緩和醫療與臨終照護工作的單位，研究者後來透過國家衛生院（National Institutes of Health）以及羅伯特・伍德・詹森基金會（Robert Wood Johnson Foundation）②持續得到經費支持。一九八五年，《緩和醫療期刊》（*Journal of Palliative Care*）創刊；一九九八年，美國安寧療護與緩和醫療學會（AAHPM）發行《緩和醫學期刊》（*Journal of Palliative Medicine*），以因應大眾對於緩和醫療課題日漸提升的關注。AAHPM在一九八八年只有兩百五十位創始會員，到了二〇〇五年，已增加至兩千名。

相關的教育訓練機會也跟著增加。越來越多醫學院提供與死亡和瀕死課題有關的不定期演講或選修課程，至一九九八年達到百分之九十七。這數目很快就會增加至百分之百——美國評鑑醫學院教育的權責單位「醫學教育聯絡委員會」（Liaison Committee on Medical

---

②編按：羅伯特・詹森是美國醫療用品製造商，因為研發消毒繃帶與敷料，促進了現代外科術的發展。

Education），現在要求美國與加拿大境內所有醫學院，將臨終照護納入課程。

就連醫師訓練也有重大改變。最近，美國內科醫學委員會（American Board of Internal Medicine, ABIM）開始要求住院醫師參加緩和醫療的教育訓練，美國外科醫師學會也開始向外科住院醫師推廣試辦性的緩和醫療教育。此外，全美有二十個緩和醫療的次專科培訓計畫。二〇〇六年六月，美國醫學繼續教育認證審議委員會（American Council of Graduate Medical Education）決定認可這些獎助計畫。三個月後，美國醫學專科學會（American Board of Medical Specialities）表決通過，正式授予安寧照顧與緩和醫學（Hospice and Palliative Medicine）爲次專科，完成訓練者將頒發證書。

就連年輕醫生的訓練場所（醫學中心）都開始改變。最近針對一百家醫學中心所進行的調查發現，超過四分之一提供了緩和醫療諮詢，或者附設緩和醫療的住院單位；另有百分之二十的醫學中心打算近期內增加這類服務。提供服務的醫療院所也有同樣的成長趨勢；美國提供這種計畫的醫院，從二〇〇一年的百分之十五，到二〇〇三年提升爲百分之二十五。

有個心理學家朋友曾經告訴我：「我們管的就是痛苦（suffering）這檔事。」我們大多數的人受到吸引進入醫療這一行，是爲了想減輕傷痛，但時間一久，我們便忘了「傷痛」所包含的，遠遠超過疾病與疾病的症狀。

對於我們的病人來說——尤其是那些生命即將結束的人——最深的傷痛莫過於喪失存活的意義和目的。這種傷痛極其深刻，但**並非**無法消解。我們若能成爲一直想當的那種醫者——陪伴病患身邊、重視他們的感受——便能紓解病患的傷痛。

但最主要的是，我們必須接受自己並非不朽之身的事實。從近來的改革行動來看，許多醫者已經接受這個事實。

大約兩年前我接到一通電話，是以前一位病人的小舅子打來的。艾佛烈在南加州成功地經營了冰淇淋連鎖店，卻在六十五歲時，罹患膽管癌。他雖然有黃疸現象，但外貌依舊俊美：花白頭髮十分茂密，鷹鉤鼻，加上高聳顯眼的顴骨。艾佛烈想聽聽我對於是否能施行根除性手術的第二意見，因而來到我們的門診。我見到他的時候，他的腫瘤已經擴散到肝臟以外，開刀並沒有多大幫助。替代方案是，在膽管插入一條細管子，繞過腫瘤，協助引流膽汁。

在艾佛烈與我們相處的短暫期間，我每天訪視他，看看黃疸消退的情況。而他正在學習應付這根從右上腹冒出來的新管子。艾佛烈不是天生熱情的人，我訪視他好幾次後，他在我面前才能輕鬆自如。有個下午，他告訴我他做過一個夢。在夢中，他躺在一個由磚塊砌成、如同棺材的箱子裡，無法動彈。他看到一群沒有臉孔的人在他四周砌上一層層的磚頭，他幾乎被完全密封在箱子裡。他想逃，但是雙腿不聽使喚；他想呼吸，但是吸不到空氣；他想尖叫，卻發不出任何聲音。

「我想試試化療，」後來他向我表示。我們已經討論過，膽管癌往往對化療反應不好。「時間到的時候，我想回到家裡，舒舒服服的，和家人在一起，」艾佛烈說，「但是目前呢，我還不想乖乖躺在盒子裡。」他笑了笑。「何況，總得有人經營我的生意，而我的小孩還沒打算從新幾內亞那邊接手呢。」艾佛烈和妻子茱蒂很喜歡聊他們的三個孩子，尤其是當上人類學家的兒子；目前他在世界上某個偏遠角落從事田野工作，聯絡不上。艾佛烈和另一家醫院的腫瘤內科醫師約定時間，醫師是他朋友推薦的。

半年後，茱蒂帶艾佛烈回來看我們，當時他在家變得神智不清。他的肝臟逐漸衰竭，代謝的廢棄物濃度越來越高，終至產生毒性作用。如果肝臟不發揮功能或者缺乏積極的內科治療，頂多再過一天，他就會陷入昏迷，然後很快死亡。茱蒂快抓狂了。早在一星期前，她先生就有點神智不清，但腫瘤內科醫師表示會暫停化療一、兩天，接下來艾佛烈應該就沒事了。他從來沒有提到艾佛烈肝臟衰竭，也沒談到他有多大的機率可能死亡。當艾佛烈再度陷入混亂迷糊狀態，醫生要茱蒂把她先生改送到我們醫院；艾佛烈出院後，他會在自己醫院等他，安排另一輪化療。

艾佛烈的改變很驚人。他濃密的頭髮稀薄得只剩幾縷髮絲。他的腹部堆積大量液體，整個身軀鼓脹起來，皮膚繃得很緊，幾乎變成透明的了。他的臉龐消瘦，顯得舌頭像是腫了起來；粗糙的舌面黏著一層乾涸的藥物。他的雙唇乾燥，像老房子的油漆般脫皮剝落。待在我們醫院那幾天已經逐漸消退的黃疸，現在很明顯地重新發作。

看著艾佛烈，我知道我們可以將他送入加護病房，將管子插進他的嘴巴、鼻子、膀胱、直腸，幫他接上呼吸器；這麼做或許能讓他恢復意識。但他正步入死亡，任何醫藥的效果都只是暫時的。我告訴茱蒂所有可行的選擇後，她哭了起來。「我知道艾佛烈想要什麼，」她說。「我只是無法相信，時候已經到了。」

艾佛烈看起來正在熟睡，並未注意到我和他太太的談話。空氣穿越他的喉嚨時發出隆隆的呼吸聲，但每隔幾分鐘，他便發出怪異的高頻聲音胡亂囈語，然後又回復低沉的隆隆聲。我走過去跪在他的床邊，我想起我們先前關於夢境的對話。我彎下腰將自己的臉貼近他的臉。茱蒂也靠了過來，低聲哭泣，一邊用已經揉皺的面紙擦拭鼻子。「利普斯坦因先生，」我叫喚艾佛烈。他仍然閉著雙眼，呼吸沉重而不規律。「我們可以帶你到加護病房，也可以讓你回家。我不確定我們剩下多少時間，但是我想知道你希望怎麼做。」雖然這麼問，但我幾乎確定他無法回答，他現在太嗜睡了。

但他的眼皮撐開了一會兒，黑眼珠盯著我的雙眼。他的眼神清明澄澈，嚇了我一跳；半年前見過的艾佛烈好像又回來了。「陳醫師，」他發出清晰洪亮的低沉聲音。「讓我回家。」語畢他閉上眼睛，再度陷入半昏迷狀態。

那天早上我呼叫安寧照護，接著將艾佛烈送回家。

艾佛烈的葬禮過後幾天，他的小舅子打電話謝謝我幫忙，讓艾佛烈如願在家中走完最後一程。他說，安寧照護員「好像天使一樣」，不僅全力援助艾佛烈，也給茱蒂與其他家人極大的支持。對於腫瘤內科醫師沒有早做安排、免去後來送往醫院這趟路，茱蒂很不諒解。

她相信這趟路程「把他搾乾了」，但她很感激她先生臨終時能待在家裡。他很舒服，平靜地待在自己的房間，一天中甚至會清醒片刻。

他離院後一週死亡。去世的那天早上他陷入昏迷，呼吸變得很不規律；停頓一分鐘，然後猛吸一口氣再開始呼吸。他開始號叫，在每次呼吸時發出低沉輕柔的哭泣。安寧照護的護士告訴茱蒂他們見過類似狀況，這是死亡的哭泣，死前的絮語，最後的嘆息，如同對生者的最後告別。在結束之際，艾佛烈的家人齊聚一堂，包括那位當人類學家的兒子；他們在艾佛烈離開醫院後不久聯絡上他。在最後的時刻，他們圍繞著艾佛烈，握住彼此的手。

艾佛烈的小舅子細述這最後的時光時，我閉起眼睛。這種場面我見過，只是這次在我心中，垂死者的面容換成了艾佛烈的臉。到後來，艾佛烈呼吸間的停頓越來越長，號叫停止了，臉部的表情越來越安詳，直到只剩下靜寂。

電話那頭的小舅子，聲音有些沙啞。我再次感到胸膛深處那股無助感。我暗自納悶，為什麼在擁有所有的知識、運用所有的訓練與技巧後，仍舊無法拯救我的病人。我開口說話，每次面對痛失摯愛的人我都講同樣的話。我眞希望能治好他，眞希望我「做了更多」。

艾佛烈的小舅子打斷我，再度感謝我讓艾佛烈死在家裡，走的時候有家人陪伴。「你知道嗎，陳醫師，」他說，「這就是他想要的。」

就在那時候我了解到，我**已經**做了更多了。我已經爲我的病人與他的家屬提供慰藉。我減輕了他們的傷痛。我在生命仍在的時候陪伴他們，即使生命結束了也是如此。

雖然只是驚鴻一瞥，但我已經看到我可以讓自己成爲什麼樣的醫生。

後記

就在我將這本書的初稿寄給編輯後半個小時，我收到了一封主旨爲「詢問肝臟和腫瘤科醫師」的電郵。是朵雲寄來的，她是我大學時代的人類學教授之一。

我經常收到這種電郵。我喜歡自己的職業；而免費提供醫學意見且讓「病人」不必等待，帶給我一種類似「觸法」的樂趣。但我所幫助的朋友和親人帶給我的滿足感，鮮少超過我以前的老師。

我最初知道朵雲，是在星期日的早午餐時段——我和大學同學固定在這個時間舉行「超越完美」的討論，自以爲可以邊用餐邊練習重要的談話技巧，將社交活動提升（以及拖延）到新境界。我們往往聊到超過下午兩點的打烊時間，甚至拖到傍晚五點；同儕間比較熱中工作的人準備吃晚餐了。有時我們會討論政治議題，有時候只是閒聊著誰跟誰結婚之類的事。剛升上大二的某個星期日午後，有個朋友談起朵雲。

「葆琳，」她說：「你**一定得**聽聽朵雲的課。她棒透了。她會顛覆你的思考模式。還有，」朋友悄聲說道，「她眞的**好**酷。」

在這個出了不少諾貝爾獎得主的校園，光是學院課程目錄就跟我的科學教科書一樣重；朋友的這番評語算是相當鄭重的推薦辭。我查了朵雲的課表，跑去聽她的下一堂課。

平時上課我經常心不在焉，但是那一個鐘頭，我幾乎無暇將注意力從朵雲身上移開好做筆記。她提出在她的專業範疇已經被接受的理論，接著又提出新的理論，不動聲色地援引看似離題的片斷來剖析闡釋，最後以一種巧妙組織的概念取而代之，讓那些老教條立刻顯得過時。我的學校各式各樣的人都有，但朵雲在其中仍然很突出。她是校內少數幾位亞裔美籍教授；一身黑色衣著，頂著不對稱的髮型，講課結束時便踩著鞋跟尖細如短劍的高跟鞋，快步離開講台。

讀醫學院那四年，我盡可能出席朵雲的每一堂課。有一年，我邀請朵雲參加學生宿舍的晚餐聚會。我歡迎她進入餐廳時心中猶豫著，不知道這位傑出的教授是否吃得慣學生的食物。在餐桌上談起時，我才知道，她自己中美交融的生活就像我的一樣奇特，而且她談起政治、詮釋學時，就跟談雙親、衣著和食物一樣輕鬆自如。她常常在談話中縱橫交錯地融入多種主題，令人聽得入迷。

她提起一項最近的研究計畫，認爲我們可能會有興趣。「我正在探討亞裔美國人在時尚產業和戲劇中是如何被詮釋的，」她一邊說著，一邊將叉子伸進晚餐的雞肉、馬鈴薯泥與橄欖綠的豆糊中。「講得更明確一點，我想要檢視有關種族、性別與國籍的理論，如何塑造亞裔美國人的形象。」

我幾乎接不上話。枉費我先前還在餐廳花時間練習幽默機智的談話。

在那段浸淫在存在主義疑惑中的前青年期，朵雲成了我的良師益友、大姊姊與搖滾巨星的綜合體。她變成我的「活榜樣」，儘管面對雙親憂心的建議與同輩的挑戰，我仍能爭取自己想要的一切。後來她喜歡把我和其他同學叫做「女戰士」，對我來說沒有行不通的事。

畢業後我見過朵雲一次，但在完成外科訓練前失去聯繫。最近這幾年，我們通過幾次電子郵件。她升上正教授，任職於頗受重視的人類學系，寫了兩本受到評論家讚賞的書，也是得過獎的劇作家。而我這個她昔日的學生，則當上外科醫生。雖然她寫的書和開刀天差地別，但我仍受到朵雲的文筆所吸引。有時我會抽出她的書，想像自己再度坐在課堂。我聽到她的聲音拉扯著我腦海中鬆散的思緒，拆解之後再重新組裝，直到聯繫我思路的纖維似乎比以往還要強健。然後到了下一個段落，她再度拆解，好像她永遠都是我的良師。

朵雲的信以道歉作爲開場白。「非常感謝你的聖誕卡，很抱歉我向來很懶得回信。」她一整個月都覺得不太對勁，後來去看病，醫生安排做一些檢查。

第二段開頭是這麼寫的：「結果顯示，我的肝臟有個『看起來很可疑』的團塊。」我重讀了一遍，看不出那是什麼意思。我胡亂弄著電腦，彷彿它不知怎麼地把正在傳送的訊息弄擰了。

「結果顯示，我的肝臟有個『看起來很可疑』的團塊。」有一剎那我的呼吸停了。起初腦袋瓜輕飄飄，我不得不扶住座椅，然後又鼓脹得讓我覺得快爆炸了。我繼續讀下去。

「我今天去做血液化驗和超音波，」她接著寫道，「醫生覺得那可能是肝癌。」

讀完這封信，我再度感覺到腦袋中湧起熟悉的壓力。到了傍晚，擴展成嚴重的頭痛，連浴室藥櫃中的泰諾①都壓不住。我花了整個晚上安排朵雲找城內最好的專家看診。我向其他醫師形容她這個案例，但是思緒不斷地快轉到未來。我希望腦子別轉得這麼快，但眼前既無按鈕，也沒辦法把思緒移到別的地方。我看到腫瘤吞噬她的肝臟，然後繁衍貪婪的子孫，它們會繼續吃光她的腸子和肺臟。我看到硬如石塊的腫瘤滲出邪惡的液體，使她的腹部鼓脹。我看到那個我自知無法阻止的結局。

當我再度感到那股墜入深淵的悲痛，我暗自思忖：到底有什麼是眞正改變了？

失落的苦痛難以消解。死亡——不論是病患死去還是所愛的人過世——一向很難熬。我們可以創新改革、可以制定新政策，我們甚至能出書立論。但是對於死亡的職業恐懼與

---

①譯註：泰諾（Tylenol），止痛藥，與普拿疼的成分相同。

反感，在改善臨終照護上卻是最難克服的障礙：這正是最根本的人性。我們會悲傷，是因為真心關懷末期病患；我們會反感，卻是受累於習慣性的否認。

我打了好幾通電話、寫了許多信試著幫助朵雲，在這過程中我了解到：所有這些改善情況的努力，都無法緩和我的悲傷。然而，這麼做避免我不斷往下墜。即使「絕望」遮蔽了我的視野，這些對臨終病患照顧的新標準仍是我能倚靠的路標。雖然自然反應依舊是否認與忽視，但醫界的教育方針有所改變，鼓勵我從不同方向思考這個問題。最後，藉由寫這本書，我對自己內心的焦慮有了更深刻的理解：它的根源、它的持續性，以及它具有殺傷力的存在。到頭來，接受（我跟朵雲的）死亡的事實釋放了我，讓我得以全心陪伴敬愛的大學老師。

經過十天的煎熬，做了更多檢查後終於得到結論，朵雲肝臟中的腫塊是罕見的良性腫瘤。她寫信給我：

再怎麼道謝都不夠，你幫了很大的忙，協助我找回自己的生命。這次經驗讓我體會到朋友有多麼可貴。你的友誼帶給我活力，我的感動難以言喻。就像日本人常說的：

「有朋友掛念我，我倍感榮幸。」擁有這樣的朋友，眞的是太美妙了。

掛念他人，關心他們或減輕其痛苦，或者僅僅是陪伴身旁，讓對方感到「榮幸」，很可能是我們最重要的目標——不只是以朋友的身分，也是以醫生的身分。

當我們能眞心關懷，才會成爲眞正的治癒者。

致謝

如果將所有支持過我寫這本書的人都列出來，恐怕需要多加一章。不過仍有幾位值得大書特書。

有兩位我特別感謝的人士，少了他們，這本書就不可能完成：我的著作代理人 Rebecca Gradinger，以及編輯 Jordan Pavlin。兩位始終支持著我，即使卡到她們各自的懷孕過程，後來變成我眼中的工作產假也不懈怠。從一開始，Rebecca 就以她的友誼、神祕的直覺、幽默感、坦率以及適時的勉勵話語支持我。Jordan 則以她傑出的編輯技巧、深刻的洞察力、溫暖的熱情和極大的鼓勵，親切地引領我將這份書稿提升到遠超過自認可以達到的境界。兩位對我和這本書的信賴，我再怎麼道謝都嫌不夠。

我也很感激我的病患——不僅僅是出現在本書的——他們和他們的家屬賦予我的，遠超過我曾付出的。我希望這本書能如實呈現他們的美善、勇氣與寬宏大量。

還有三位特別重要的人：Daniel Minton，若不是他，我絕不會不顧一切一頭栽進去；Shauna Sorensen，她對我的信心從未動搖；以及 Ronald W. Busuttil，在外科方面他一直都像父親一樣照顧我。

Peter Ginna、Ted Genoways，以及《維吉尼亞評論季刊》(*The Virginia Quarterly Review*)的 Holiday Reinhorn、Gary Glickman、Russell Martin 和 Lydia Nibley，以上諸位在一開始，就以別具意義的方式支持我寫作的努力。

我深深感謝 Robert Burt 以及摯友 Celia Chao，兩位細讀了初稿的全部內容。儘管我必須對任何的錯誤與瑕疵負責，他們敏銳的洞察力與珍貴的評論意見，大大提升本書的價值。

我對醫學院的師長、同事、護士與健康照護的專職人員深表感激，多年來他們教導我，支持我，尤其是 Myron Tong、已故的 Charles McKhann、Dorinne Kondo、Arthur Kleinman、John Baldwin、Rafael Amado、Sue McDiarmid、Hasan Yersiz、Jon Hiatt、Anne Sbarge，已故的 Morse Hamilton、Barbara Kosty、James Rugen 以及 Marcia 與 Edward Ward。謝謝你們。

首度出書的作者，沒有比碰上稱職的克諾普出版社（Knopf）人員更幸運的事了。他們一絲不苟地關注細節，付出體貼與照顧，絕不輸於我共事過最好的外科醫生。我深深感謝 Sonny Mehta、Pat Johnson、Paul Bogaards、Christine Gillespie、Nicholas Latimer、Abby Weintraub、Maria Massey、Suzanne Smith、Soonyoung Kwon 與 Thomas Dobrowolski。我也很榮幸與 Sarah Gelman 及 Victoria Gerken 合作，兩位持續不斷地帶給我支持、友誼與令人激賞的幽默感。我很幸運遇到 Leslie Levine，這位出色的編輯助理。

我一生當中曾多次尋求朋友幫忙，寫這本書的過程也不例外。有一些是我特別感激的：Susan M. Lerner、Andra Jurist、Joan Goldwyn、Erika Schillinger、JoAnn Busuttil、Patricia Lee Cirone、Joan Longwell、Chuu Fong Lea、Jacquelynne Wyeth Simpson、Paula Phipps 以及小馬車早期教育中心的 George W. Cole Jr.、Leah Nero Pittle、Johanna Salamandra、Lucy

Artinian、William Simon、Carmen Chang、Katherine Halsey、James Yun、Shiobhan Weston、Grace Jeon 以及 Jane MacNeil Salodof。

我也必須感謝我那非常棒的家族成員。尤其是我的妹妹 Lena、弟弟 Michael 和 Grace，伯父 Chung 與伯母 Irene，祖母王華子，以及這幾位「大孩子」：Comfort、Bronwen、Brooke、Phoebe，加上現在的 Kit。還有我的公婆 Anne 與 Mac，以及 la famiglia Cope①的 Greg、Comfort、Eliza 和 Thomas。

我必須特別感謝我的雙親。雖然他們移居美國後生活並不寬裕，仍然讓我接受最好的教育，並且在感情上和財務上給我充分支持，讓我相當順利地度過這麼多年。從母親陳王美容身上，我學到觀察力與意志力；從父親陳榮品身上，我學習到說故事的技巧，以及人性的美善。我對他們虧欠許多。

或許最重要的，是感謝我的丈夫和女兒。Woody 從未預期他的外科新娘會成為作家，

---

①"la famiglia Cope" 應該是某個類似「聖家堂」的教會，但我查不到正確名稱。

但一路走來，他的支持從未動搖。他在我們的生活中創造了一個充滿愛的環境，滿足我工作上任何需求；甚至在一小時內第十次被要求閱讀同一章的修訂稿，他仍保持鎮靜。儘管如此，他仍毫不猶豫地鼓勵我。他所付出的，比對等的伴侶關係還要多很多。

Woody、Natalie與Isabelle儘管飽受趕進度、無止境地修改與截稿期限的直接衝擊，他們依然讓我享受親情與愛意，比任何人該得的還要多。他們是我的生命之光，是他們鼓舞了我成爲最好的我。

我將這本書獻給他們，以及雙親。

國家圖書館出版品預行編目資料

最後期末考／陳葆琳(Pauline W. Chen)著；
林義馨譯. -- 初版.
-- 臺北市：大塊文化，2008.12
面： 公分. -- (Mark ； 72)
譯自：Final exam : a surgeon's
reflections on mortality
ISBN 978-986-213-097-1 (平裝)

1. 陳葆琳(Pauline W. Chen, 1964-) 2. 醫師
3. 外科 4. 生命終期照護 5. 醫學倫理

416 97020759

LOCUS

LOCUS